500세 프로젝트

균형(Balance), 해독(Detox) 건강 레시피

500세 프로젝트

균형(Balance), 해독(Detox) 건강 레시피

여는 글

삶의 질을 높이는 특별하고 유익한 건강법

건강한 삶으로 삶의 질을 높이는 것이 삶의 제1목표가 되는 시대에 살고 있는데, 병원이 빠른 속도로 늘어가고 있는 반면 비례하여 병의 가지 수도 덩달아 계속 늘어나고 있는 것은 아이러니 하다는 생각을 하게 된다. 하지만 잘 들여다보면 결국 한 가지 원인에 병명이 늘어나는 경우가 많다는 것을 파악 할 수 있다.

최근 대사증후군(메타볼릭 신드롬)에 대해 많은 사람들이 관심을 가지고 이를 극복해보고자 노력하지만 치유하기 쉽지 않다고 생각하는 반면, 이런 대사증후군에서 해방되어 건강한 삶을 살아가는 사람들도 상당히 많다.

대사증후군으로 인한 합병증으로 뇌졸중, 심근경색, 뇌경색, 신부전증, 뇌 관련 질환 등 여러 질환을 일으키는 경우가 많기 때문에 쉽게 생각해서는 안 된다.

현대인들의 대부분의 질병의 원인은 독소에 의한 것이다. 독소는 여러 원인에 의해 인체 내부에서 문제를 일으키게 되는데, 사망원인 1위에 올라있는 암이나 심혈관질환, 난치성질환의 가장 큰 원인이 되기도 한다.

너무도 복잡한 인체이지만 여러 가지 문제를 치유시킬 수 있는 핵심은 체내 쌓여있는 독소를 어떻게 제대로 제거하느냐와 최적의 영양공급이 치유의 핵심이다.

우리 인체의 외부독소로 가장 큰 원인은 음식이다. 음식은 어떤 것은 좋고 어떤 음식은 나쁘기 때문에 먹지 말라 하는데, 이보다 중요한 것은 음식을 어떻게 먹느냐가 더 중요하다.

병에 걸리지 않고 건강한 삶을 유지하기 위해서는 음식의 조절이 가장 간단하고 효과적인 방법이 될 수 있다.

건강하게 장수 할 수 있는 방법은 장수 유전자를 활성화시키고, 장수할 수 있도록 도움을 주는 착한 호르몬이 잘 분비되도록 해주는 것이다. 이렇게 하기 위한 손쉬운 방법은 우선 음식을 적당히 섭취하는 것이다.

항상 배부르게 먹지 말고 적당히 80% 정도만 섭취하는 것이다. 공복상태를 적당히 유지해주는 것은 노화예방 및 질병의 예방, 치유로 건강한 삶을 살 수 있는 효과적인 방법이다.

건강의 문제, 장수의 문제를 예전처럼 유전이나 환경, 운명이 결정한다는 시대는 정말 오래전 생각이다.

현대인들의 기대수명은 계속 늘어나고 있는데, 건강하고 행복한 삶을 살 수 있는 것은 각자 어떤 선택을 하느냐에 달려 있다.

이 책에서 소개하고자 하는 내용들은 건강한 삶에 도움이 되는 여러 내용들을 서술하고 잘못 알려진 건강관련 상식들을 재정립하여 모두가 정신적, 육체적 건강한 삶으로 삶의 질을 높이고 행복한 삶을 살아가도록 도움을 주고자 하고, 이에 건강에 대한 지식과 삶의 지혜를 갖추어 더욱 활기찬 삶을 살 수 있기를 기대한다.

겸손과 사랑하는 마음, 성공보다는 섬기는 삶을 살기를 원하며…

신바이오생명과학연구소

2020년 2월 2일

김 동 하

들어가는 말

　자연의 순리에 순응하고, 거슬러 행하지 않는 삶이 건강의 척도라 생각한다. 현대화되는 문명에 의해 먹거리의 다양화, 자연적인 것에서 벗어나 인위적인 것들의 먹거리 때문에 건강의 길에서 거슬러가고 있는 것이다.

　조작되지 않음에 이로움이 반드시 필요한 시대가 되어 가고 있다. 지구환경의 문제가 많이 대두되고 있고, 환경오염으로부터 지구를 잘 지켜야 한다고 주장하고, 해결책을 찾기 위해 노력하고 있다.

　지구환경의 문제를 해결하기 위해서는 반드시 먹거리부터 바꿔야한다. 육류의 소비를 줄일수록 환경의 문제는 해결되는데, 이를 바꿀 생각은 없고, 그런 생각조차 하지 못하고 있다.

　육류, 가공육, 인스턴트식품, 동물성식품으로부터 우리 몸에 쌓이는 독소, 스트레스로 인해 발생되는 독소, 토양의 영양결핍으로 인해 식물영양소의 부족으로 우리는 많이 먹고, 잘 먹기는 하지만 영양의 결핍의 시대에 살고 있다. 이런 영양의 불균형과 수많은 독소에 노출되어 건강의 문제가 많이 발생되고 있다.

　기본에 충실하고 먹거리만큼은 옛날로 돌아가는 것이 중요하다.

　짧은 소견이지만 이 책을 통해 많은 사람들이 건강에 대해 정확히 알고 실천하여 건강한 삶을 영위하시길 바라는 마음, 건강한 삶에 조금이나마 도움이 되었으면 하는 바램입니다.

2020년 2월 2일

안 태 현

CONTENTS

Chapter 1
통합의학의 길

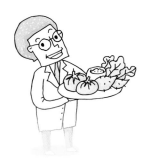

통합의학의 앞날은 매우 밝고 희망적이다.

현재 통합의학은 수많은 환자들의 지지를 받기 시작하였다.

예전에는 병원성 질병인 전염병에 의해 많은 사람들이 생명을 잃었다. 현대의학은 상당한 발전을 거듭한 결과 전염성 질병에 대해서는 큰 성과를 내고 있다. 하지만 현대의 많은 질환은 비병원성인 만성질환이 대부분이다.

병원균처럼 확인해서 없애는 병이 아닌 비병원성 만성질환이기 때문에 현대의학은 속수무책이다.

근본적인 원인을 명확하게 밝혀내지 못하기 때문에 증상완화에만 매달리게 되는 것이다.

근본적인 치유의 길이 제시되어야 한다.

병원균보다는 인체의 면역력에 관심을 기울이는 통합의학의 질병관이 근본치유의 길로 가는 이정표이다. 증상을 없애는 데 주력할 것이 아니라 원인을 찾아내어 근본을 바로잡아주는 것이 필요하다.

미래에는 바이러스, 박테리아의 문제로 옛날의 전염병이 창궐하는 시대가 반드시 올 것이라 예상하고 유전자 조작을 하여 치료하고자 많은 연구를 하고 있다. 하지만 유전자 재조합으로 바이러스 문제를 해결하는 데는 한계가 있다. 결국에는 각자의 자연치유력을 유지하는 면역의 균형을 얼마나 잘 유지하고 맞춰가는지가 이런 문제로부터 자유로울 수 있다.

누구나 다 동의하듯이 의술을 가지고 '싸움'을 한다는 것이 얼마나 부질없고 어리석은 일인가? 의료계의 싸움은 결국 애매한 환자들만 손해를 보게 되는 것이다.

인술을 베풀어 병든 사람을 고치는 데 동서양의 구분이 뭐가 중요하며, 의사인지, 민간요법·대체요법을 실행하는 사람인지가 뭐가 중요하겠는가? 그리하여 가능한 여러 가지 치료방법을 동원하여 보다 종합적이고 효과적인 치료방법으로 인술을 베풀어 시행할 수 있는 것이 통합의학의 근본정신이다.

머지않아 세계의 의료인들이 너 나 할 것 없이 이 단순하고도 명료한 히포크라테스의 정신을 깨닫게 되는 날이 올 것이다. 그러므로 통합의학의 미래는 밝다고 할 수 있다.

통합의학은 환자의 최적건강상태를 회복시키기 위해서 스스로

치유될 수 있도록 자연치유력을 극대화시켜 주도록 해야 하는 의학
이다.

그래서 건강기능식품에 대한 정확한 지식을 기반으로 적절한 처
방을 할 수 있는 의사를 통합의학의사라 지칭한다.

건강기능식품은 의학, 과학적으로 입증될 수 있는 것들을 철저히
분석하여 해가 되지 않는 최적의 영양공급을 제공해야 한다.

P4의학 - 미국 시스템 생물학 연구소의 르로이 후드(Leroy Hood)가
제창한 P4의학은 개인화(personalized) 맞춤 정보로 질병을 치료하기 전
에 예측(predictive)하고 예방(preventive)하는 의학이다.

개인의 증상과 질병의 위험요소를 분석하여 어떤 위험요소가 있
는지 확인하고 식이습관조절, 운동, 필요한 영양성분을 알려주고, 삼
가야 할 음식 등을 얘기해주며 이 과정에서 자신의 건강정보를 공
유하고 스스로 건강에 능동적으로 참여(participatory)하게 하는 것이다.

장수시대에 각자의 건강한 삶을 위해서는 건강에 대한 정보와 지
식을 정확하게 알고 그것을 바탕으로 어떤 선
택을 할 것인지 파악할 수 있는 지식을 가져야
만 삶의 질을 높이는 건강한 삶을 살아갈 수
있는 것이다.

잘못된 정보나 지식으로 오히려 더 큰 문제
에 직면하게 되기 때문에 스스로 선택할 수 있
는 능력이 필요한 것이다.

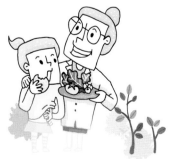

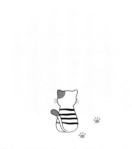

500세 프로젝트 균형(Balance), 해독(Detox) 건강 레시피

Chapter 2

복잡한 인체, 그리고 건강

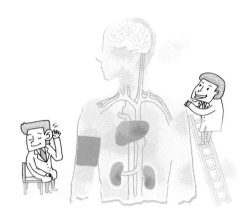

 건강은 운명이 아니라 각자의 선택이다.

요즘은 건강에 대한 관심이 너무나 높아 많은 건강정보와 지식을 가지고 있고, 건강지식을 충족시킬 수 있도록 언론, 방송에서도 끊임없는 정보를 제공해주고 있는데, 이런 정보의 홍수시대에서 과연 어떻게 판단하고 대처해야 하는지가 관건이다.

건강에 관련된 지식을 충분히 쌓음으로써 건강해질 수 있는 시대에 와 있다. 이와 더불어 문제가 생겼을 때 어떻게 대처해야 할 것인지에 대한 지혜가 필요하다.

건강의 문제를 '부모님이 어떤 질병에 걸렸다. 무슨 암에 걸렸다 그래서 나도 그럴 것이다.'라는 유전적인 문제, 운명이 결정한다고 생각하고 큰 노력을 하지 않는 사람들도 많은데 그건 옛날의 이야기이고, 정신적·육체적인 건강은 본인의 노력에 의해 예방과 치유가 가능하다.

　대부분의 사람들은 현실에 대한 의식 5%, 잠재의식 95% 중 대부분 잠재의식으로 대부분의 삶을 살아가고 있다. 과거의 잘못 잠재되어 있는 의식에 현실의식이 지배당하기 때문에 어떤 문제의 임계점을 벗어나지 못하고 살아간다. 그래서 중요한 것은 과거의 잠재의식은 잊어버리고 현실의식에 집중하는 것이 필요하다.

　과거 자신에 대한 부정적인 부분과 건강에 대한 부정적인 부분이 있었던 잠재의식은 모두 잊어버리고 새로운 습관으로 바꾸는 노력이 필요하다. 습관을 바꾸면 인격이 바뀌고, 인격이 바뀌면 운명이 바뀐다.

　건강한 삶을 위해 지켜야 할 기본적인 원칙들을 새해가 되면 계획을 세우는 것처럼 잘 지켜서 실행하는 것이 답이다.

　스트레스 조절, 적절한 영양섭취, 적당한 운동, 식습관 조절 등 몇 가지 실천만 잘한다면 앞으로 심각한 질병에 걸릴 가능성은 다른 사람들에 비해 상당히 낮아질 것이고, 이로 인해 삶의 질이 향상되는 놀라운 일을 경험하게 될 것이다.

실제 나이는 거스를 수 없지만 신체 나이는 내가 선택한다.

흘러가는 시간을 멈추게 할 수 있는 방안은 누구에게도 없다.

모두에게 똑같이 한 살씩 나이가 들어가는데, 이는 어김없이 늘어간다. 하지만 신체 연령은 스스로 줄이고 선택할 수 있다.

자신의 몸에 어떠한 행동을 하게 하는지, 어떤 생각을 하는지, 어떤 환경에 노출되어 있는지, 어떤 음식을 넣느냐에 따라 우리 몸은 더 빠른 속도로 늙어갈 수도 있고, 세월을 거슬러 젊음을 유지하면서 더디게 늙어갈 수도 있다.

노화를 지연시킬 수 있는 것은 먼저 노화에 대한 생각을 없애고, 무시하는 방법을 선택해야 한다. 누구보다 건강하고 젊게 살 수 있다고 생각하는 의식을 올리는 것이 필요하다. 의식이 올라가면 우리 몸의 모든 대사과정은 스스로 운영할 수 있게 된다.

적당한 음식섭취와 칼로리 제한, 몸에 독소로 작용할 수 있는 것들을 멀리하고, 적당한 운동을 한다면 실제 나이보다 10년 정도, 아니 그 이상 끌어내릴 수 있다.

기계를 오래 쓰면 녹슬고, 고장 나서 처분해야 하는 것처럼, 우리 몸도 시간이 지날수록 산화되어 가면서 모든 기

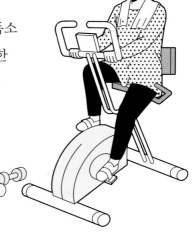

13

능이 쇠퇴하게 된다. 하지만 산화되는 과정이 빨리 일어나지 않도록 하는 방법을 알고 실행하면 산화를 늦출 수 있는 것이다.

항산화제로 작용하는 음식(보라색을 띠는 야채나 과일)을 섭취하고 스트레스 관리를 잘한다면 우리 몸의 산화속도를 늦출 수 있다.

 건강은 균형

건강한 사람은 오장육부의 균형, 면역의 균형, 호르몬의 균형, 육체와 정신의 균형 등 모든 것의 균형이 잘 맞춰져야 한다.

육체적인 건강과 정신적인 건강의 균형이 잘 맞춰진 사람이 진짜 건강한 사람이라 할 수 있다.

자존감과 내적 평화, 인간관계, 정신적인 면과 육체적인 건강의 균형이 잘 맞춰져야 한다. 자존심은 버리고 자존감을 올리는 노력으로 의식을 높이는 연습을 많이 해야 한다.

면역체계도 체내에서 자동적으로 균형이 잘 맞춰져야 건강한 상태를 유지할 수 있다. 면역의 과잉으로도 문제가 생기는데 과면역으로 인해 아토피, 알러지, 천식, 비염, 두드러기, 습진 등이 나타나게 되고, 저면역으로 인해 암, 세균감염, 바이러스감염(감기, 헤르페스, 유행성독감, 간염, 크론씨병…) 등이 발생된다. 또 세포 간의 교통의 오류로 인해 류마티스관절염, 루푸스, 다발성경화증, 당뇨병, 건선, 백선, 궤양성대장염 등이 발생하게 된다. 기타 여러 가지 뇌 관련 질환 등이 면역의 문제로 나타나게 된다.

 세포는 무엇을 통해 만들어지는가?

　질병과 노화의 원인 중 80%는 식생활의 문제로 나타난다.

　우리는 인생을 통틀어 약 70톤의 음식을 먹고 물을 섭취한다. 음식은 우리 몸을 구성하는 중요한 요소이다.

　우리 몸은 60조 개 이상의 세포로 구성되어 있다. 그리고 수천억 개의 세포가 매일 사멸하고, 새로운 세포로 대체된다. 그렇다면 새로운 세포는 무엇으로 만들어지겠는가? 우리가 매일 먹고 마시는 음식에 의해 만들어진다.

　우리가 몸을 정말로 다른 어떤 것들보다 가치가 있고 사랑한다고 하면 최고급 연료를 공급해줘야 한다.

　집에서　애완동물한테는　건강하게 오래 살아야 한다고 먹어서는 안 되는 것들은 절대 먹이지 않으면서 본인이나 식구들의 입으로는 아무런 생각 없이 무조건 집어넣는다.

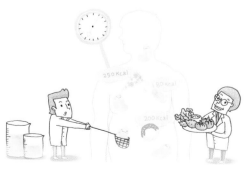

우리 몸이 애완동물보다 못하다고 생각하는 것인가? 최고급 원료를 공급하는 것이 건강한 몸을 유지할 수 있다는 것을 생각하면서 절제된 삶을 살아야 한다.

 병의 근원 – 스트레스

스트레스나 과음, 과식으로 인해 발생되는 활성산소는 질병을 일으키는 가장 큰 원인 중 한 가지이다.

사람은 산소가 있어야 살지만 한편으로 산소에 의해 문제가 발생된다. 산소에 의해 활성산소가 생기는데, 활성산소는 필요하지만 과잉으로 많아지게 되면 적혈구의 손상을 일으킨다. 몸은 아픈데 검사하면 뚜렷한 원인이 나타나지 않는 것들이 이런 활성산소에 의한 것이다.

이유 없는 두통이나, 무기력함, 만성피로, 답답함, 과산화지질화로 인한 염증, 이러한 수많은 것들이 활성산소에 의한 원인으로 나타난다.

스트레스를 많이 받게 되면 호흡의 횟수가 증가하게 된다. 호흡 횟수가 증가하면 활성산소가 많이 발생될 수밖에 없다.

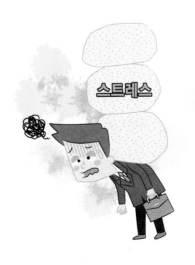

1회 호흡을 하는 데 우리나라 사람들은 평균 3초 정도의 시간이 걸린다. 하지만 활성산소를 최소화시키기 위해서는 1회 호흡을 6.4초 정도로 깊게 들어 마시고, 오랫동안 내뱉는 호흡을 해야 한다. 마음의 여유를 가지고 파동을 최대한 낮춰 호흡하는 시간을 길게 가지면 활성산소가 적게 발생된다.

상대방이 화를 내면 덩달아 화를 내면서 파동이 올라가면 활성산소는 많아지고, 이로 인해 건강에 문제가 발생된다.

상대방이 화를 낸다면 반대로 파동을 낮추고 깊은 호흡을 하면서 파동을 안정화시키는 방법을 써야 한다.

머리의 전전두엽(이마부위)에서 생각하고 고민하고 계획, 판단하면 시상하부가 자극되고, 뇌하수체가 자극된다. 이후에 신장 위에 있는 부신에 자극을 주어 이곳에서 코티솔이라는 스트레스 호르몬이 분비된다.

스트레스 호르몬이 분비되면 림프가 위축되어 독소 노폐물이 제대로 배출되지 못해 전신증상이 나타나게 된다.

삶에서 어느 정도의 스트레스는 받아야 한다. 하지만 매일같이 과도하게 받는 스트레스는 몸에 문제를 발생시키기 때문에 스트레스를 잘 조절할 수 있는 대안을 찾아야 한다.

활성산소로 인해 몸이 산화가 되면 각종 지방, 고지혈증, 중성지방이 늘어나고, 과산화지질과 변성지방이 생기게 된다. 이런 물질이 혈관내피, 중피에 축적이 되어 혈관이 좁아져 혈류부족, 산소부족으로 관상동맥, 복부대동맥류 등 심뇌혈관에 문제가 생겨 돌연사가 되기도 한다.

 스트레스로 인한 활성산소

스트레스로 인한 감정의 불균형으로 인해 인체에 전반적인 문제가 나타날 수 있다.

일상생활 중 스트레스를 전혀 받지 않고 살아갈 수는 없다. 적당한 스트레스는 삶의 활력에 도움이 되지만, 과도한 정신적·육체적인 스트레스는 건강에 문제를 일으키게 된다.

보편적으로 사람들은 다음의 경우에 대체적으로 스트레스에 노출된다.

첫 번째, 어떤 것들에 대한 불확실성이 요인으로 작용한다.

확실하지 않는 것들에 대한 두려움과 선택에 대해 어떻게 대처해야 할 것인가에 대한 스트레스가 끊임없이 작용한다.

두 번째, 정보와 지식의 부재이다.

정보에 대한 부족으로 인해 결단력 결여로 중심을 잡지 못하고 이리저리 쏠리는 현상, 건강관리를 위해서는 건강에 대한 정보와 지식을 갖고 객관적으로 자신을 판단하고 선택할 수 있는 지식이 있어야 건강한 시대를 살 수 있다.

세 번째, 조절력, 절제력 상실에 의한 것이다.

스트레스를 받아도 잘 조절하는 사람은 면역력도 떨어지지 않지만 그렇지 않는 경우 면역력 저하로 인해 건강에 문제가 발생하게 된다.

건강에 대한 문제가 있는 분들은 대체적으로 이 세 가지 요소를 모두 가지고 있는 경우가 많다.

많은 사람들은 스스로 스트레스를 잘 조절하면서 살고 있다고 생각하고 있는 경우가 많지만, 실제 그렇지 못하고 살다가 나중에 인체에 문제가 발생하게 되어 되돌아보면 자신의 삶에 조금도 여유가 없이 바쁘게 살고 많은 스트레스를 감당하면서 살았다는 것을 깨닫게 된다.

19

 ## 스트레스 메커니즘의 중추 - HPA축

시상하부(hypothalamus) - 뇌하수체(pituitary) - 부신(adrenal glands)으로 구성된 이 기능의 축이 스트레스로 인해 작동되면서 만성질환들과 연관된다. 이것으로 인해 사람들의 감정은 HPA축을 통해 작용하게 된다.

시상하부는 감정을 처리하는 뇌의 감정 중심

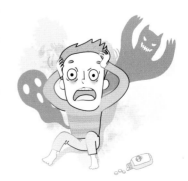

부와 소통을 하면서 처리하게 되는데, 이 축이 면역계나 다른 장기들에 직접적인 영향을 미친다.

이러한 메커니즘으로 스트레스에 노출되면 부신이 팽창하게 되고, 부신의 팽창으로 림프조직이 위축되어 독소 노폐물이 제대로 배출되지 못하는 상태가 됨으로써 내장기관의 궤양이 발생하게 되면서 여러 질병에 노출되는 것이다.

스트레스에 많이 노출될수록 인체 내 비타민, 미네랄 부족현상이 나타나기 때문에 비타민, 미네랄 등의 영양소를 충분히 보충해주는 것도 좋은 방법이다.

㉑ 근위축성측색경화증(Amyotrophic lateral sclerosis)

a는 '아니다', myo는 '근육'을 뜻하고, trophic은 '자양분'을 의미한다. 그러므로 근육에 자양분, 즉 영양분이 없어 위축되거나 문제가 생긴다는 의미이다. 근육의 세포에 충분한 영양분을 공급해주면 경화되지 않고 문제가 해결된다는 의미이다.

억눌린 감정, 스트레스로 인한 영양분 고갈상태에 이르러 자가면역질환 등 여러 질병이 발생하는 것이다.

스스로 감정조절과 건강에 대한 지식, 서로간의 좋은 인간관계 형성, 좋아하는 일을 찾아 해보고, 자신만의 시간을 가지는 여유, 시간 공간에 너무 얽매이지 않는 삶을 만들고, 많은 것들을 혼자 잡고 해결하려고 하지 말고, 맡기고 내려놓을 수 있는 삶을 살면서, 스트레스에 잘 대처하는 삶이 최적의 건강한 삶을 유지할 수 있다.

 활성산소를 없애는 항산화제

항산화제는 활성산소에 의한 신체손상의 방어, 수족냉증, 만성피로증후군, 우울증, 대사증후군, 면역력증진, 뇌신경질환, 노화방지, 빈혈, 갱년기장애, 각종 염증질환 예방 및 치유에 도움이 된다.

항산화물질인 폴리페놀 성분이 함유된 것을 섭취할 경우에는 우유와 함께 섭취하는 것은 삼가는 것이 좋다.

우유의 단백질 성분은 항산화물질인 폴리페놀의 흡수를 방해하기 때문이고 과산화지질을 형성하여 염증을 제거하는 데 어려움이 있다.

유산균은 단백질을 쉽게 분해시켜 주므로 오히려 폴리페놀 흡수를 돕기 때문에 가급적 유산균과 함께 섭취하는 것이 좋다.

항산화 작용으로 뇌세포, 뇌혈관, 심장세포, 사지근육의 노화를 방지하는 물질로는

- 비타민A : 과산화지질 생성을 억제, 눈에 큰 영향을 미치고, 미량일지라도 큰 역할을 한다.

  당근, 시금치, 호박, 고구마, 고추, 녹황색채소, 버섯, 파래, 김에 많이 함유되어 있다.

21

- 비타민B2 : 과산화지질 생성을 억제·분해하여 동맥경화를 방지한다.

  어패류, 효모, 시금치, 배아에 많이 함유되어 있다.

- 비타민C : 항산화 작용으로 심장근육과 혈관 내피세포, 간 신장 세포를 보호하고 출혈을 방지한다.

  감잎차, 시금치, 녹차, 고추, 연근, 레몬, 귤에 많이 함유되어 있다.

- 비타민E : 불포화지방산의 산화를 억제하고 인체에 축적된 중금속을 배출시킨다.

  콩류, 아몬드, 해바라기씨, 잣, 식물성기름에 함유되어 있다.(콩과식물은 가능한 압력밥솥에 쪄서 섭취하는 것이 좋다)

비타민은 모두 중요하지만 특히 항산화 비타민으로 알려진 비타민C, E는 활성산소를 제거하는 항산화 기능이 있으며 비타민C는 수용성이고, 비타민E는 지용성이라 체내에서 일하는 장소가 다르다.

세포막에는 불포화지방산이 사용되며, 이 막이 산화하면 세포는 정상적인 기능을 할 수 없다. 이 불포화지방산의 산화를 막는 것이 비타민E이다.

비타민C는 수용성이기 때문에 체액 중에 존재하며, 혈관을 타고 인체 구석구석에 작용한다.

비타민E가 활성산소를 만나 전자를 상실하고 그 효력을 잃었을 때도 비타민C가 있으면 E는 C로부터 전자를 받아 부활할 수 있다.

비타민E는 같은 지용성 기능 영양소 코엔자임 Q10에서도 전자를 받아 부활할 수 있다.

코엔자임은 보효소의 의미로 효소의 기능을 보좌하는 역할을 한다. 그리고 심장세포에 중요한 물질로 심장의 정상적인 기능에 필수적인 영양소이다.

완벽한 항산화제 - Nrf2

활성산소가 우리 몸에서 하루에 어느 정도 발생되는지 예측할 수 없다. 상황에 따라 많은 항산화제가 필요할 수도 있고, 어떤 날은 적게 필요할 수도 있다.

활성산소에 의해 항산화제는 1 : 1 화학반응을 하기 때문에 1개의 활성산소가 생기면 1개의 항산화가 필요하다. 그래서 엄청 많은 항산화제가 필요할 수 있는 경우가 생기는데 이것을 외부에서 섭취하는 것으로 충족시킬 수 없다.

그래서 완벽하게 활성산소를 없애기 위해 뇌에서 Nrf2라는 물질이 만들어내서 활성산소를 제거하게 된다. 이 물질을 잘 만들어 내기 위해서는 오메가3 지방산이 원료가 된다. 그래서 좋은 지방의 섭취는 노화지연과 건강한 몸 상태를 만들기 위해 반드시 필요하다.

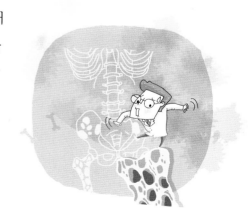

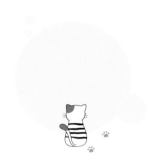

500세 프로젝트 균형(Balance), 해독(Detox) 건강 레시피

Chapter 3

건강과 음식

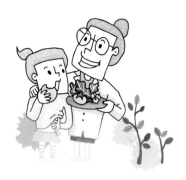

 면역강화를 위한 올바른 식이요법

건강을 위한다면 육류나 인스턴트 식품, 식품첨가물, 가공육 등을 삼가야 하는 것은 당연한 건강상식으로 알고 있다. 그렇다면 야채나 과일은 모두 건강에 도움이 될까?

과일은 무조건 우리 몸에 도움이 된다는 고정관념은 버려야 한다. 나무에서 완전히 숙성되지 않는 과일은 독성이 있기 때문에 반드시 주의해야 한다. 완전히 숙성되지 않는 상태에서 수확하는 과일은 독성을 일으켜 세포에 문제를 일으킬 수 있기 때문이다.

건강을 위한 식이요법은 첫 번째 식물 영양이어야 한다.

동물성 단백질 섭취 시 소화분해능력이 약하며 '프로스텍렌던'이라는 호르몬이 발생하여 면역시스템을 저하시킨다.

육류는 림프시스템을 정상적으로 작용시키기 어렵게 만들기 때문에 질병에 치명적이다.

둘째, 건강한 식물 영양을 섭취해야 한다. 독성으로 인해 신경계를 자극하여 손상되면 안 되기 때문에 가능한 효소가 많이 함유된 식물영양을 섭취하는 것이 좋다. 완전한 식물영양인 유기농 제철먹거리가 최고의 영양 가치로 효과가 있다. 그리고 다양한 식물 영양을 섭취해야 한다. 15가지 이상의 다양한 종류의 식물을 섭취해야 한다.

셋째, 식물화학물질이 많아야 한다. 식물화학물질인 파이토케미컬은 자외선이나 환경으로부터 자신의 생명을 보호하기 위해 만들어 내는 물질로 동물의 면역체계와 같은 역할을 한다.

넷째, 세포의 손상된 DNA를 복구할 수 있는 영양이어야 한다. 손상된 DNA를 복구시키는 것은 효소의 작용에 의해 일어나기 때문에 효소가 풍부한 야채, 과일 위주의 먹거리를 섭취해야 한다. 효소를 체내에 공급해 주므로 인해 보다 빠른 복구가 일어나기 때문에 질병의 예방과 치유에 효과가 있다.

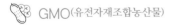 GMO(유전자재조합농산물)

GMO(Genetically Modified Organism)는 '유전자재조합생물체'라고 하

며, 그 종류에 따라 유전자재조합농산물(GMO농산물), 유전자재조합
동물(GMO동물), 유전자재조합미생물(GMO미생물)로 분류된다.

현재 개발된 GMO의 대부분이 식물이기 때문에 통상 GMO농산
물을 의미한다.

GMO는 유전자재조합기술을 이용하여 어떤 생물체의 유용한 유
전자를 다른 생물체의 유전자와 결합시켜 특정한 목적에 맞도록 유
전자 일부를 변형시켜 만든 것이다.

 GMO의 단점

GMO가 개발된지 오래되지 않았기 때문에 장기간 섭취할 경우
우리 인체에 어떤 현상이 나타날지 모른다는 우려가 높다.

또 GMO가 재배되면서 다른 식물들도 유전자가 옮겨가 생태계
교란 등의 문제를 일으킬 수도 있다는
것이다.

이뿐만 아니라 특정회사가 GMO종
자를 개발하고 특허권을 가지게 되어
토종 종자가 사라지게 될 수 있는 우려
도 높다.

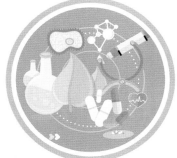

날로 증가하는 GMO의 위해성

　MIT의 스테파니 세네프 박사와 엔소니 삼셀씨 등은 라운드업(대표적인 제초제)의 주요 성분인 잠행성 글리포세이트가 주된 유해화학물질로서 서양식 식단에 결부해서 장 질병, 비만증, 당뇨병, 심장질환, 우울증, 자폐증, 불임증, 각종 암과 알츠하이머 질병으로 나타난다고 발표했다.

　지난 20여 년 동안 글루텐질병(과민성 알레르기)이 급격하게 증가하였는데, 이는 GMO식품 소비와 관련이 있음을 발표했다.

　GMO콩과 옥수수를 함유한 GMO식품이 글루텐질병에 고통받는 데 기여하고 있다는 것이다.

　즉, Bt독소와 글리포세이트, GMO의 다른 성분들이 글루텐 관련 질병들의 주요 원인이라는 것이다.

　GMO옥수수와 암 발병과의 상관관계에 대해 프랑스 전문지에 논문으로 발표되었는데,

　유전자 조작된 작물인 옥수수를 쥐에게 계속 먹였더니

- 수컷 : 피부에 거대한 종양이 발생하였고, 간장, 소화관에 이상이 생김
- 암컷 : 2년 후 50~80%의 확률로 암이 발생하였다.

PLU번호

유통되는 농산물에 PLU번호가 있는데 농산물을 구입할 때 참고하면 도움이 될 것이다.

시작번호가 3 또는 4인 농산물은 일반적인 재배방식의 과일, 농약이나 화학비료를 사용하여 재배했다는 것이다.

숫자가 5자리이고 시작번호가 9이면 유기농 제품이다.

🄓 9○○○○는 유기농이다.

숫자가 5자리이고 8로 시작되는 코드는 유전자변형 농산물(GMO) 분류용 코드이다.

마트에서 농산물을 구입하실 때 PLU번호를 확인하고 구입하는 지혜가 필요하다.

🌰 음식은 얼마나 먹어야 할까?

"한 숟가락 더 먹고 싶을 때 숟가락 놓아라." "배 8부에 병 없고 배 12부에 의사 부족하다." 라는 속담이 있다. 과식을 하면 병이 생긴다. "몸에 좋지 않다는 것은 섭취하지 않고 몸에 좋은 것으로만 많이 먹는데 제 몸이 왜 이렇게 문제가 많을까요?"라고 물어보는 사람이 적지 않다. 문제는 과식이다. 과식은 체내 독소를 쌓이게 하는 주범이다.

혈액을 탁하게 하고 면역력의 저하, 몸을 냉하게 만들 수 있는 원인이 된다.

옛날에는 못 먹어서 영양실조로 힘든 시기였지만, 현대인들은 칼로리 과잉으로 문제가 발생되는 경우가 대부분이다.

과식을 하게 되면 소화작용을 원활하게 하기 위해 혈액이 위와 소장에 집중하게 된다.

반면에 다른 장기에는 혈액이 부족해지게 되는 것이다. 이로 인해 체내 독소를 배출할 수 있는 장기들이 제대로 작용하지 못해 혈액이나 체내에 독소 노폐물이 쌓이게 되고 이로 인해 여러 가지 질병의 원인이 되는 것이다.

배가 부르면 면역력은 떨어지게 된다. 대부분의 질환은 면역력의 저하로 인해 발생된다. 우리 몸은 공복 상태가 되어 꼬르륵 할 때 면역력은 올라간다. 면역력이 올라간다는 것은 그만큼 병에 걸릴 확률이 낮아진다는 것이다.

하루 세 끼 식사와 시시때때로 간식을 먹는다면 혈액은 소화기관에 집중되고 다른 장기에는 혈액이 부족해져 대사작용이 원활하지 않아 체온이 떨어지고 졸음이 오고 집중력도 떨어지게 된다.

심근경색이나 뇌졸중 환자들의 대부분은 발병 직전 과음이나 과식을 한 경우가 많다.

음식은 적당하게 80%, 한 숟가락 더 먹고 싶을 때 숟가락을 놓을 수 있는 절제력이 필요하다. 일도 적당하게 80%, 운동도 적당하게 80% 정도가 좋다.

 하루 세 끼 꼬박꼬박 잘 챙겨먹는 것이 건강할까?

아침식사를 거르면 좋지 않다. 건강하게 살기 위해서는 하루 세끼 잘 챙겨먹는 것이 건강에 도움이 된다고 하기 때문에 많은 사람들이 아침식사는 반드시 해야 한다고 생각하는 사람도 많다.

물론 이 말이 무조건 틀리지는 않다. 성장기에 있는 아이들이나, 육체적인 노동을 심하게 하는 사람들은 아침식사를 해야 한다. 하지만 대부분의 성인들에게는 적합하지 않다.

많은 현대인들은 아침에 출근을 해서 불과 몇 시간 지나면 점심식사를 해야 할 시간이 된다. 저녁 늦게까지 활동을 하면서 야식을 먹고 과식을 하게 되면 아침시간까지 장이 비어 있지 않는 경우가 대부분이기 때문에 이 상태에서 아침식사를 하는 것은 위에 상당한 부담이 될 수 있다.

게다가 아침식사를 간단하게 하는 것도 아니고 과식을 하게 되면 혈액도 탁해지고, 전신에 혈액공급이 원

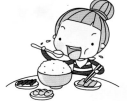

활하게 되지 않아 오히려 창의적인 활동에 도움이 되지 않는다.

아침에는 간단하게 섭취할 수 있는 건강식 셰이크, 당근·사과 주스나, 비타민, 미네랄 정도만 섭취하는 것이 좋다.

한 끼를 굶어서 섭취하는 칼로리를 줄이는 것은 뇌 활성에 도움이 되고, 장수호르몬 분비, 노화방지(안티에이징)에 아주 효과적이다.

또한 대사증후군(내장지방증후군)을 개선시키고 예방하는 데 도움이 된다.

잘 먹어야 면역력이 올라간다고 생각하고 그렇게 알고 있는 사람들이 많다. 하지만 공복 상태가 되면 면역력이 올라간다.

사람이나 동물은 몸에 문제가 생기면 식욕저하 증상이 나타나고 동물은 병이 생기면 치유될 때까지 음식을 먹지 않는다. 하지만 사람들은 '잘 먹어야 낫는다.'라고 얘기하면서 어떻게든 한 숟가락이라도 먹여 보려고 애를 쓴다.

병에 걸리면 생명 활동이 제대로 일어나도록 일정한 상태를 유지하기 위한 작용으로 식욕을 억제시키는 것이다. 그렇게 함으로써 면역력이 증가하여 스스로 치유되는 자연치유 현상이 일어나는 것이다.

그래서 하루 한 끼 공복 상태로 두게 되면 체내 독소 배출도 원활하게 잘되고 면역력도 향상되어 건강유지에 아주 효과적이다.

아침식사를 하지 않으면 뇌가 제대로 작동하지 않을까?

　아침식사를 하지 않으면 집중력이 떨어지고 공부를 하는 데 도움
이 안 되기 때문에 아침식사는 꼭 챙겨먹어야 뇌가 제대로 움직인다
고 하는데 과연 그럴 것인가? 답은 그렇지 않다.

　현대인들은 한 끼 식사를 거르면 오히려 건강에 도움이 되고, 아침
식사를 하지 않는 것이 생리적으로 적합하다.

　공복 상태가 되면 위에서 그렐린호르몬이 분비되어 식욕을 증진
시킨다.

　그렐린과 반대작용을 하는 호르몬은 지방세포에서 분비되는 렙틴
이다. 렙틴이 증가하면 식욕이 떨어진다.

　미국 예일대학교 호바스 박사는 그렐린이 분비되면 뇌의 해마 영
역의 혈행이 좋아져서 뇌 활동이 활발해진다는 연구결과를 발표했다.

　'아침식사를 하지 않으면 뇌가 제대로 움직이지 않는다.', '아침식
사를 해야 건강에 도움이 되고, 아침식사를 하지 않으면 종일 기운
이 나지 않는다.' 등의 말은 정확한 근거가 없다.

　뇌는 영양분을 저장하는 장소가 없기 때문에 음식섭취로 영양을
흡수시켜 바로 사용해야 한다. 하지만 음식을 섭취하지 않아도 뇌에
서 필요한 영양은 체내에 축적된 영양분이 뇌로 보내지거나 필요한
영양분을 우선 뇌로 보내 활동하는 데 지장이 없도록 하기 때문에
걱정할 필요 없다.

나는 그래도 꼭 아침식사를 해야겠다고 생각한다면 아침식사를 해도 된다. 하지만 굳이 아침식사를 하고 싶지 않은데 아침식사를 해야 건강해진다는 많은 사람들의 말에 끌려 아침식사를 억지로 하는 것은 좋지 않다.

　하지만 체내 독소 노폐물이 쌓이지 않고 제대로 잘 배출되도록 하고 뇌 활성도를 높이기 위해서는 아침식사로 간단하게 비타민, 미네랄을 보충하고 공복 상태를 유지시켜 주는 것이 도움이 된다.

　아침에 식사를 하지 않으면 점심이나 저녁식사 때 과식이나 폭식을 할 수 있는 경향이 있기 때문에 아침식사를 하는 것이 좋다고 한다. 중요한 것은 아침식사를 하지 않더라도 점심, 저녁식사 때 과식, 폭식하지 않도록 절제하는 수고가 필요하다.

　현재의 '힘든 선택'이 나중의 삶이 쉬워지고, 지금의 '쉬운 선택'은 나중의 삶이 힘들어지게 된다.

 칼로리를 제한하고 소식하면, 장수하고 암도 억제된다.

　뇌 관련 질환, 정신과 질환을 예방하고 치유, 장수유전자를 활성화시키는 것은 칼로리를 제한하는 것이다. 그리고 암을 예방하고 치유하는데도 효과가 있다. 칼로리 제한이 동물의 수명을 연장하고 종양 발생을 억제한다는 사실이 증명된 후, 칼로리 제한이 암 발생 억

제에 도움이 된다는 결과가 지속적으로 발
표되고 있다.

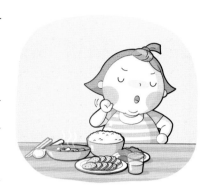

　어떤 질병이든 발병 후에 치료하기가 만
만치가 않다. 그러므로 미리 질병을 예방하
여 문제가 발생하지 않도록 하는 것이 최선
의 방법이다. 병 발생 후에 정신 차리고 관
리하는 것보다 소식을 생활화하여 발병하지 않도록 예방하는 것이
바람직하다.

 몸을 따뜻하게 하는 음식, 차게 하는 음식

　몸을 차게 하여 냉증을 일으키는 식생활은 과식이다.
　따뜻한 성질의 양성식품을 색깔로 구별한다면 대체적으로 빨간
색, 주황색, 노란색을 띠는 것들이다.
　차가운 음성식품은 초록색, 흰색, 수분이나 기름기가 많은 식품도
몸을 차게 한다.

　차가운 성질을 가지고 있는 것도 발효시키거나 소금을 첨가하면
따뜻한 식품으로 바뀌는 것도 있다. 정확히 모르겠다 싶으면 발효식

품으로 만들어 섭취하는 것도 좋은 방법이다.

　양성식품 : 소금, 된장, 간장, 육류, 뿌리채소^(마늘, 양파, 고구마, 당근, 우엉, 인삼 등), 파, 부추, 젓갈, 매실장아찌, 사과, 포도 등
　음성식품 : 백설탕, 우유, 음료수, 잎채소^(배추, 시금치 등), 수박, 참외, 오이, 바나나, 파인애플, 망고, 키위 등

 제철과일·채소를 먹어야 한다.

　과일이나 채소, 어패류는 수확하는 계절이 있다. 하지만 지금은 하우스 재배로 사시사철 때도 없이 생산되고 유통되고 있고, 어류도 양식으로 언제든지 구입할 수 있게 되었다. 한편으로는 좋기는 하지만 건강적인 측면에서 본다면 그다지 도움이 되지 않는다.

　봄에 수확하는 채소에는 독소를 해독하는 성분이 많이 들어 있어, 겨울철에 체내 쌓인 독을 해독하는 데 도움이 된다.

　여름에 나오는 것들은 몸의 열을 방출하여 체온을 조절해주는 역할을 하고, 가을에 수확되는 야채·과일은 따뜻한 성질로 겨울철 체온을 유지하는 효과를 내기 때문에 제철에 나오는 것들이 우리 몸에 제대로 작용하게 되는데 요즘은 계절에 관계없이 나오다 보니 어떤 것들이 제철야채·과일인지 구별하기 어려울 정도가 되어버렸다.

어린 아이들에게 물어보면 어떤 것이 어느 계절에 나오는지 전혀 구분을 하지 못하는 경우가 대부분인 듯하다.

철에 상관없이 똑같은 온도와 환경의 조건에서 수확되는 먹거리에는 최적의 영양 가치를 우리 몸에 공급하기 어렵다.

모든 과일은 몸에 이롭게 작용할까?

모든 과일은 건강에 도움이 된다는 것은 잘못된 상식이다. 나무에서 완전히 숙성된 채소, 과일이 아닌 것들은 독성이 많기 때문에 섭취해서는 안 된다.

씨앗이 땅에 떨어져 새 생명으로 탄생시킬 수 있도록 하기 위해서는 씨앗이 성숙되어야 하는데 성숙되기 전까지는 외부의 침입을 방어하기 위해서 식물에서 많은 독성을 만들어낸다. 이 독성으로 씨앗을 보호하기 위해서이다.

그래서 나무에서 숙성되지 않은 과일이나 채소들은 섭취해서는 안 된다.

수많은 과일들은 유통과정에서 시간이 많이 걸리기 때문에 숙성되지 않은 것을 수확하여 유통과정에서 익히게 된다.

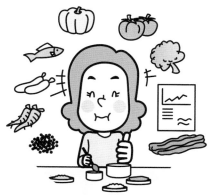

37

이런 과정 때문에 대부분 과일이나 야채는 문제를 일으킬 수 있으므로 신중하게 선택해야 한다.

특히 씨까지 통째로 먹는 과일들은 주의를 해야 한다. 예를 들어 토마토, 참외, 키위, 딸기 등이다.

단백질 공급을 위해 반드시 육류를 섭취해야 할까?

동물성 음식인 육류, 계란, 우유, 유제품 등을 과도하게 섭취하면 림프시스템이 막히는 것은 물론, 질병, 비만, 통증, 염증 등이 발생된다.

동물성 식품은 질병에 치명적이다.

우리 몸은 균형을 잘 유지하기 위해서 동물성 음식보다는 식물성 음식이 많이 공급되어야 몸과 정신의 균형이 잘 유지된다.

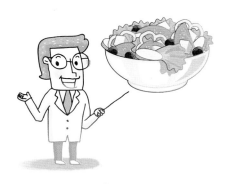

Chapter 4

약과 독

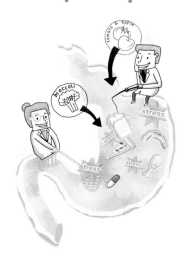

 약은 독이다.

약은 혈액을 탁하게 하는 독이다.

약은 LD50이라는 것이 기재되어 있다. LD(Lethal Dose), 즉 치사량이다.

LD50이란 동물실험으로 특정 약물을 투여했을 때 50%가 죽는 양이다.

어떤 약이든 약으로 승인되어 있는 것은 일정량 이상을 복용하면 반드시 LD50에 이르게 된다. 그래서 감기약이나 수면제나 일정량 이상을 복용하면 사망할 수 있는 흉기가 되는 것이다.

어떤 약이든 독성이 아주 약한 약이더라도 약에는 독성이 있다. 약

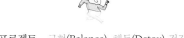
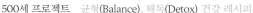
을 복용 중인 사람들은 지금 바로 약을 끊으라고 하면 두렵기도 하고 끊으면 안 될 것 같기도 하고 심리적으로도 불안한 상태가 되기 때문에 식생활 습관을 개선하고 체내 독소를 제거하면서 약을 줄여가게 되면, 어느 시점에서는 약 먹는 것도 잊어버릴 정도로 몸 상태가 회복되어가는 것을 느끼게 된다. 이는 건강한 몸으로 가고 있다는 증거이다.

상황에 따라 응급상황이면 약의 도움을 반드시 받아야 하지만 굳이 약을 안 먹어도 되는 상황인데도 불구하고 약에 의존해서는 안 된다.

 독소는 장에서 시작된다.

입에서부터 항문까지는 외부와 연결되어 있는 하나의 관이다. 이 배출통로인 관이 막히면 문제가 발생된다. 관은 항상 뚫려 있어야 하는 것은 당연하다. 육체적인 문제든, 정신적인 문제든 소통이 잘되면 큰 문제가 발생되지 않는다. 장도 소통이 잘되도록 해야 한다.

독소의 대부분은 화식 및 식이섬유 결핍된 식사로 인해 장에서 독소가 많이 발생된다.

장에서 발생되는 암모니아는 신경장애, 악성 종양을 유발하고, 인돌성분은 암 유발, 페놀은 부식성 독소로 장 점막을 훼손시키고 스카틀은 혈관계 및 중추신경계의 기능저하에 관여한다.

장내에서 발생되는 독소로 부패균이 성장하고 이로 인해 자가중독이 일어나 조직 및 세포파괴로 면역기능에 혼란이 일어나 암, 염증, 자가면역질환 등이 발생하게 된다.

장내 유해균이 많아지면 장내 생태계가 파괴되면서 장내 부패는 더 심해지는데 음식을 과식하면 장내에서 부패하게 된다.

특히 육류를 많이 섭취하게 되면 부패와 독소 발생이 심해지게 된다. 장내에 유해균들은 음식물을 부패시켜서 수많은 독소를 발생시키게 되는 것이다.

나쁜 식습관과 생활습관은 장내 유해균을 증식시키고 수많은 독소를 발생시켜 장누수증후군을 유발하게 된다.

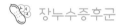 장누수증후군

'장누수증후군'은 건강한 식사와 장내 유익균이 해결해준다.

건강한 장의 융모는 유익균으로 뒤덮여 있어 잘 분해된 영양소만을 흡수하며, 각종 면역물질과 수많은 효소를 만들어 낸다. 하지만 '장누수증후군'으로 장내 환경이

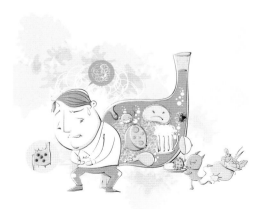

손상되어 틈이 벌어진 세포 사이로 온갖 독소가 혈관으로 들어와 질병을 일으킨다.

　좋지 않은 식사, 나쁜 생활습관, 음주, 흡연, 항생제 등 다양한 약물복용, 중금속 등의 환경오염, 스트레스, 면역력 저하 등이 장내 유해균의 증식을 일으켜 '장누수증후군'을 일으킨다.

　장 융모의 틈이 벌어져 독소가 혈관으로 들어와 전신으로 순환되면서 수많은 피부질환이 나타나게 되는데, 이런 벌어진 틈을 매워주는 것이 유산균이다. 유산균이 풍부한 먹거리로 식생활 습관을 바꾸는 것이 반드시 필요하고 장내 유해균을 증식시킬 수 있는 먹거리는 삼가야 한다.

42

 질병의 원인 - 독소(외부독소, 내부독소)

　외부에서 체내 독소로 작용하는 것은 생활 속의 환경호르몬, 방부제, 방사능, 중금속, 전자파, 음주, 흡연, 인스턴트식품, 패스트푸드, 오염된 음식과 공기, 소음과 스트레스 등에 의해 발생된다.

　내부독소는 마음의 독소인 스트레스, 신진대사로 인해 발생되는 독소와 노폐물(요산, 젖산, 암모니아, 호모시스테인, 대장 내에서 발생되는 유해가스 등), 대사활동 후에 생기는 활성산소에 의한 것이다. 이러한 독소로 인해 지방간, 숙취, 비만, 구취, 피부질환, 각종 대사성질환 등이 발생하게 된다.

독소물질이 어떻게 만들어질까?

배설기능의 저하로 인한 숙변, 무리한 다이어트의 반복으로 장 기능 저하, 과다한 체력소모, 스트레스, 항생물질의 남용, 늦은 밤의 식사, 수분섭취 부족, 과식 및 폭식, 환경오염물질, 인스턴트식품, 가공식품, 음주 및 흡연 등에 의해 발생된다.

외부로부터 발생되는 독소가 있고, 우리 몸의 내부에서 대사과정에 의해 발생되는 독소물질이 있다. 이러한 독소물질이 우리 몸에서 문제를 일으키지 않도록 최대한 빨리 배출될 수 있도록 하는 지혜가 필요하다.

독소 배출은 날짜를 정해놓고 하는 것이 아니라 매일 해야 한다. 나중에 힘들어서 해독을 못하는 상태를 만들어서는 안 되므로 청소는 매일매일 해야 한다.

43

난치성 질환의 증가원인 – 독소

대부분의 난치성 질환은 환자의 몸에 무엇인가 부족해서 발생하기보다는 콜레스테롤, 중금속, 화학물질, 오염물질 등 음식 독소와 인체의 대사산물인 독

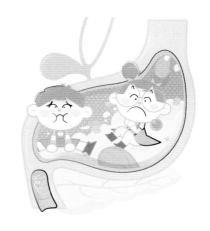

소를 효과적으로 제거하지 못해서 발생하게 된다.

　영국 왕립아카데미 내과의사들은 "모든 질병과 장애의 90%는 장 속의 배설물들에 의해 영향받은 깨끗하지 않은 장에서 직·간접적으로 발생한다."라고 한다.

Chapter 5

체온과 영양면역

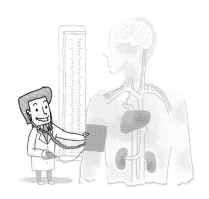

🐾 체온은 면역에 중요한 역할

체온이 떨어지는 원인은 여러 가지가 있지만 체온이 떨어지게 되면 혈관이 수축되어 혈액순환이 원활하지 않고, 여기에 과식을 하게 되면 혈액이 탁해지고 혈관벽에 콜레스테롤이 쌓이므로 혈액순환이 안 되게 된다. 이런 악순환을 제거하기 위해서는 체온을 올리고 과식을 하지 않는 것이 중요하다.

체온이 낮으면 몸속의 독소 배출이 원활하게 이루어지지 않는다. 그러므로 독을 배출하기 위해서는 몸을 따뜻하게 하는 것이 중요한데, 족욕이나 반신욕이 도움이 된다.

체온이 오르면 면역력은 더불어 상승한다. 암 환자 대부분은 체온이 낮다. 암세포도 저체온인 상태일 때 활성화가 되기 때문에 체온을 올리는 식생활 습관으로 개선하고 온열요법을 해서 체내 냉기를 제거하는 것이 자연치유력을 향상시키는 방법이다.

 냉증은 면역력 저하의 원인

체온이 높은 사람은 임파구의 수가 많다. 그러므로 체온이 높아야 면역력이 올라가고 건강한 것이다.

신진대사는 적당한 체온이 유지되어야 정상적으로 작동하게 된다.

체온이 낮게 되면 신진대사의 작용이 원활히 되지 않아 고혈압, 당뇨, 암 등의 대사증후군이 발생하게 되는 것이다. 혈액의 순환이 일정하게 지속적으로 유지되기 위해서는 체온이 떨어지지 않도록 유지하면 면역력도 정상적으로 유지되기 때문에 질병의 예방과 치유에 도움이 된다.

몸이 차면 교감신경이 우위에 있게 되어 임파구의 수가 감소하게 된다. 암 환자의 대부분은 저체온증이고, 암세포는 체온이 떨어진 상태에서 활성화된다.

암의 예방과 치유에도 체온을 올리는 것은 반드시 필요하다.

이시하라 유미 박사는 "체온이 1도 떨어지면 면역력이 30% 약해지고, 체온이 1도 올라가면 면역력이 5배 증가한다."라고 하였다. 이에 온열요법은 질병을 예방하고 치유하는 요법으로 많이 활용되고 있다.

서양의학에서 체온이 41도 이상이 되면 면역력이 상승한다는 것을 검증하여, 암세포는 열에 약하기 때문에 체온을 올리는 온열요법은 면역력을 올리는 데 큰 도움이 된다.

면역이란?

면역은 병원균과 독소가 체내로 들어와도 병에 걸리지 않는 상태에 있는 것이다.

체내 이상을 감지하여 인체를 지키고 이상이 발생했을 때 치유하려는 상태를 조절하는 것이다.

암은 면역억제의 극한 상태에서 발생하는 병이다.

암세포는 건강한 사람에게도 매일 100만 개 생성된다.

암 환자는 임파구의 비율이 백혈구 전체의 30% 미만이기 때문에 면역이 억제, 정상적인 상태 35%의 비율을 유지, 임파구가 30%가 넘으면 암세포는 줄어들기 시작한다.

인체의 면역을 담당하는 곳은 림프계통인데, 1차 림프계는 흉선과 골수이며 이곳은 림프구가 생성되는 중요한 장소이다.

2차 림프계는 림프절과 골수, 비장 등 여러 기관에서 관여하고 있는데, 2차 림프기관은 발생된 면역반응을 여러 장소에 전달하는 역할을 하는 곳이다.

흉선과 골수의 회복으로 면역기능을 강화시키는 것이 여러 질환의 예방 치유에 도움이 된다. 흉선기능을 회복시키는 것에 도움이 되는 것이 웃음이다.

웃으면 근육의 이완으로 몸과 뇌로 가는 산소량이 많아져서 혈액순환이 원활하게 이루어지고 오장육부의 장기들이 회복되기 때문에 억지웃음이라도 웃는 것은 면역력 향상에 도움이 된다.

48

 면역과 영양

요즘 많은 사람들에게 건강에 대한 인식의 변화가 많이 생겨나고 있다.

'몸에 문제가 생기면 병원 가서 치료를 해야지'라는 생각에서 병에 걸리지 않도록 예방을 중시하는 예방의학에 많은 관심을 가지게 되었다. 그래서 좋은 음식, 건강에 좋은 먹거리 등을 선택하여 섭취하려고 노력한다.

영양면역이란 치료보다는 예방에 우선하여 적당한 영양소를 선택하고 섭취하여 면역력을 향상시킬 수 있도록 하는 것이다.

충분한 영양을 제대로 섭취한다면 면역시스템이 최적의 상태로 작동하여 건강한 상태를 유지하도록 도움을 준다. 충분한 영양섭취를 위해서는 다량영양소와 미량영양소, 미네랄, 섬유소가 함유된 음식이나 식품을 섭취하여야 한다.

　음식을 아무리 많이 섭취하더라도 영양소는 편중되어 있으며 영양소도 부족하다.

　우리는 균형 있는 영양섭취와 소식습관을 가져야 하고, 식습관을 바꿔야 한다.

 음식의 영양소 함량 부족

　3대 영양소 - 탄수화물, 지방, 단백질 + 무기질(미네랄)과 비타민은 전해질 균형에 필수적인 물질, 수분, 체액, 혈액의 삼투압유지, 혈압유지, 심장운동, 배뇨 등의 작용에 필수적인 요소들이다.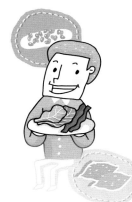

　99%의 질병은 면역체계가 균형을 잃게된 것과 관계가 있다.

- 가장 훌륭한 의사 ⇨ 자신의 면역체계
- 면역의 가장 중요한 기관 ⇨ 흉선, 골수

● 흉선 : 면역세포로 하여금 어떻게 외부 침입자에 저항하고 방
어하는지 훈련
● 골수 : 면역세포를 만들어 내는 곳

 면역, 영양 요법의 중요성

● 면역 : 체내 이상을 감지하여 인체를 지키고 이상이 발생했을 때
치유하려는 상태로, 중요한 것은 면역시스템의 균형조절이다.

대부분 암 환자는 면역억제의 극한 상태에 놓여 있다. 암이 발병
한다는 것은 체내 면역을 철저히 억제시키는 강한 스트레스를 받았
을 경우 나타난다.

암은 체내 임파구 감소로 인해 면역억제 상태에 있으며, 교감신
경 긴장상태에 놓여 있는데, 이는 정신적·육체적 스트레스가 가장
큰 원인이다.

이런 경우 부교감신경을 자극하는 생활습관으로 바꿔야 하고, 교
감신경을 항진시키는 치료방법이나 식이습관은 잘못된 것이다.

부교감신경 항진으로 임파구가 30% 이상 넘으면 암세포는 줄어
들기 시작한다. 정상적인 35% 비율을 유지하도록 노력하여야 하고
이를 위해서는 일이나 가사노동도 무리하지 말고 약 80% 정도로 제

한해야 한다. 그리고 암에 대한 공포에서 벗어나야 한다. 암세포는 약한 세포이므로 반드시 낫는다는 마음가짐이 중요하다.

암도 대사증후군이기 때문에 고혈압이나 당뇨처럼 생각하면서 생활하는 마음자세가 중요하다.

그리고 면역을 억제하는 치료를 받지 말고, 적극적인 부교감신경을 자극하는 현미와 식이섬유를 충분히 섭취하고 충분한 비타민, 미네랄, 항산화제, 면역전달물질을 공급해주는 것과 온열요법을 병행한다면 치유반응은 일어난다.

질병치료를 함에 있어서 환자에게 맞는 영양요법과 면역요법을 병용시키지 않는다면 암을 비롯한 각종 질병치료(수술, 방사선, 항암제 치료)는 아무런 치료 의미가 없다.

암 환자의 영양치료는 의사가 환자의 질병 종류 및 상태에 따라 치료약과 치료방식을 달리하는 것처럼 환자 영양치료 또한 선택된 종류와 방식을 통해서만이 그 효과를 발휘할 수 있다.

미국 National Research Council 연구기관에도 이미 1982년부터 유방암, 자궁암, 결장암, 직장암, 전립선암, 위암, 간암 등은 식생활이 서구화됨에 따라 많이 발생되는 암으로 정의를 내리고 있다.

또한 이곳 전문연구기관에 따르면 식생활과 암 발생은 최고 60%까지 차지할 정도로 영양과 암, 질병 발생은 밀접한 관계를 가지고 있다.

의학 기술은 눈부시게 발전하는데 환자가 늘어나는 이유는 무엇

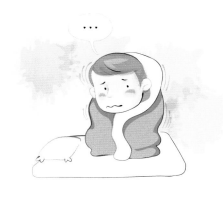

일까? 이는 면역기능의 저하가 첫 번째 원인이다.

최근 통계에 의하면 미국인의 평균 면역력이 전체적으로 30% 감소하고 있으며 1년에 3%씩 감소하고 있다.

면역력이 이처럼 저하되어가는 이유는 과연 무엇일까? 영양소 함유량의 현저한 저하, 균형 잡히지 않는 영양소 섭취로 인해 나타나는 결과이다.

현재 우리는 아무리 많이 먹고 잘 먹어도 우리 몸은 항상 영양 결핍 상태에 놓여 있으므로, 미국 의학협회는 2002년 소속 의사들에게 환자들에게 영양 보충제를 권장하도록 권고하고 있다.

면역력을 향상시키는 데 영양소가 반드시 필요하다. 물론 균형 있게 영양소를 섭취해야 한다.

면역기능과 글라이코폼

세포의 표면에 있는 수많은 수용체를 글라이코폼이라 한다. 이 수용체가 인지, 식별, 세포 간의 대화를 하는 역할을 한다. 이 수용체

의 부족으로 인지, 식별, 소통의 작용이 제대로 일어나지 않아 면역의
문제가 생기고, 장애가 발생되어 자가면역질환 등이 발생하게 된다.

　그래서 근본적으로 수용체가 없어지도록 하는 인스턴트식품, 식
품첨가물, 육류, 가공육, 음료수 등을 삼가고 수용체 생성에 도움이
되는 야채, 과일 위주의 식단을 습관화시켜야 한다.

 세포의 글라이코폼을 형성시켜주는 물질과 음식

　세포 표면의 글라이코폼은 글루코스, 갈락토스, 만노즈, 퓨코즈,
자일로즈, N-아세틸글루코사민, N-아세틸갈락토사민, N-아세틸뉴
라민산, 람노즈, 아라비노즈 성분으로 구성되어 있다.

　이 글라이코폼 형성에 도움이 되는 야채, 과일, 콩류, 해조류, 버섯
류 등의 음식을 섭취하도록 하고, 도움이 되는 비타민과 미네랄을 공
급해줌으로써 세포의 면역을 유지할 수 있다.

　면역요법에서 중요한 것 중 하나는 베타글루칸이다. 아가리쿠스
등의 버섯류에 함유된 이 성분은 포도당이 다수 결합한 것으로 두
가지 결합양식이 있다.

　하나는 세로로 길게 연결된 것으로 알파글루칸이고, 또 하나는 그
물망처럼 복잡한 구조로 이뤄진 베타글루칸이다. 복잡한 구조 때문
에 간단하게 소화될 수 없으며, 그대로 장에 도달해 장상피 파이엘

판에 흡입된다.

장상피의 파이엘판은 매크로파지 등의 면역세포가 모여 장 면역을 담당하는 터미널로 되어 있다.

 비타민과 미네랄

비타민과 미네랄은 건강유지에 중요한 물질이다. 비타민은 생명체의 주 영양소는 아니지만 정상적인 발육 및 생리기능을 유지하기 위해서는 없어서는 안 되는 유기화합물이다.

미네랄은 몸의 일꾼인 효소를 움직이는 주인으로 작용한다. 소량 필요하지만, 신체를 구성하고 신체의 성장, 유지 및 생식에 꼭 필요한 무기화합물이다.

에너지의 활성은 미네랄에 의해 결정되는데, 생물이나 무생물이나 에너지 없이는 움직일 수 없다. 태양이 만드는 에너지를 몸속으로 전달받는 것이 미네랄이다.

체내 미네랄 양이 감소하면 에너지를 받아들이는 양이 줄어들어 순환이 제대로 이뤄지지 않아 비만이 되는 것이다.

미네랄이 없으면 수많은 비타민, 호르몬은 제대로 작용을 하지 못하게 되기 때문에 아주 작은 양의 미네랄은 우리 몸의 중요한 역할을 한다.

　미량으로 큰 힘을 발휘하는 미네랄은 건강을 유지하기 위해서는 매일 42~78가지를 섭취해야 한다.

　미량원소인 아연, 동, 망간, 크롬, 요소, 코발트, 셀레늄, 몰리브텐 이 8가지를 필수 미량원소라 한다. 과거에 오염원소라고 생각한 주석, 니켈, 불소, 납, 카드뮴, 비소 등도 미량이나마 필요하다는 것을 알게 된 후 미량원소로 불린다.

　사람에게는 29종류의 미네랄이 필요한데, 우리가 살고 있는 땅에는 미네랄이 부족한 상태이기 때문에 야채, 과일을 통해 필요한 미네랄을 충분히 섭취하기 어려운 실정이다.

　주요 미네랄로는 칼슘이 특히 부족하며, 철분도 마찬가지다.

　요즘에는 상식적인 수준으로 나트륨 섭취를 제한하고 있고, 나트륨에 대한 잘못된 상식으로 많은 사람들이 나트륨을 지나치게 섭취하는 것이 아니라 건강에 이상이 생길 정도로 섭취하지 않고 있는 것이 문제점으로 대두되고 있다.

　인체의 건강을 위해 가장 기본적인 수분과 염분의 부족으로 만성질환이 증가하고 있기 때문에 적당한 수분과 염분 섭취는 반드시 필요하다.

55

현대인들은 비타민, 미네랄이 많이 부족한 상태에 놓여 있다. 이유는?

첫 번째 풍요 속의 빈곤. 칼로리가 높고 자극적인 음식을 많이 섭취하고, 조리과정 중 영양의 손실이 많은 인스턴트식품이나, 패스트푸드 등을 섭취하기 때문이다.

비타민과 미네랄이 풍부한 생야채, 과일 등의 섭취를 늘려야 한다.

두 번째로는 농산물 재배 환경의 변화로 야채나 과일에 영양소 함량이 예전에 비해 현저하게 줄어들었다. 3~10배 이상으로 영양소 함량이 줄어 예전에 비해 엄청난 양의 야채, 과일을 섭취해야 필요한 영양을 공급받을 수 있다는 것이다.

세 번째로는 비타민과 미네랄의 소모량이 증가했다. 정신적 스트레스, 육체적 피로, 환경오염물질의 증가, 급변하는 기후에 적응하는 데 많은 양의 비타민, 미네랄이 소모되기 때문에 상당히 부족한 상태에 처해 있는 것이다.

비타민과 미네랄의 대표적 기능

비타민의 대표기능

- 비타민A : 세포건강, 눈, 피부, 점막세포 형성

- 비타민A, C, E : 활성산소로부터 세포를 보호
- 비타민B군 : 섭취한 음식물을 분해하여 에너지 생성, 조혈과 피부에 작용
- 티아민(비타민B1) : 당대사에 관여하며 효모, 밀, 굴, 표고버섯에 많이 함유
- 비타민B2, 나이아신, 판토텐산, 비오틴 : 지방, 탄수화물, 단백질 대사
- 비오틴 : 유황성분함유 - 장내 미생물에 의해 합성. 동·식물에 널리 분포되어 있고 특히 간, 신장에 다량 함유되어 있다.
- 판토텐산(B5) : 에너지 대사에 관여하여 항체 형성을 촉진한다. 항스트레스작용, 혈압강하
- 나이아신 : 비타민B 복합체로 뇌신경계, 소화기계, 피부질환의 회복에 도움이 된다.
- 비타민B6, B12, 엽산 : 호모시스테인 유지 - 아미노산 분해 시 나오는 호모시스테인을 무독화
  호모시스테인 수치가 높아지면 혈관벽을 파괴하고 혈액순환 방해로 심혈관 질환, 동맥경화, 치매의 발생이 높아질 수 있다.
- 비타민D, K : 골격건강

57

미네랄의 대표기능

인체의 구성요소 중

- 칼슘, 마그네슘, 인, 망간 : 뼈와 치아를 구성
- 황 : 피부, 머리카락, 손톱 생성

효소 및 호르몬 작용에 필요하다.

- 마그네슘 : 섭취한 음식물을 분해하여 에너지 생성
- 셀레늄, 구리 : 활성산소 제거
- 요오드, 칼슘, 마그네슘, 크롬 : 호르몬과 신경작용 조절

58

 체액의 약알칼리성 유지

- 칼슘, 마그네슘, 나트륨, 칼륨
- pH의 균형이 산성으로 기울어지면 몸이 피로해지기 쉽고, 질병에 걸리기 쉬운 몸 상태가 된다.

영양소를 사용하는 촉매역할

- 아미노산, 지방산, 비타민과 함께 섭취할 때 상승작용을 한다.

미네랄은 기억력, 판단력, 집중력에 도움을 주고, 학습능력을 높여준다.

미네랄 중 아연이 부족하면 집중력, 기억력, 두뇌활동 저하, 아토피 피부염 등의 여러 가지 문제를 야기시킨다.

칼슘 부족으로는 주의력이 산만해지고, 불안, 초조해지는데, 칼슘은 뇌세포의 신경안정제로 흥분을 가라앉히는 작용을 한다.

마그네슘은 정신적인 흥분을 가라앉히고, 스트레스 완화에 도움이 되는 천연 진정제이다.

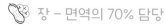

장 – 면역의 70% 담당

건강한 장을 유지하기 위해서는 장내에 유익균이 많고 유해균이 적은 장내 세균총이 자리 잡아야 한다.

그러나 여러 이유로 정상세균총의 균형이 깨지면 장이 기능을 제대로 수행하지 못해 설사와 면역저하, 비만 등의 문제가 나타날 수 있다.

장 기능에 도움이 되는 유산균, 비피더스균과 같은 유익균

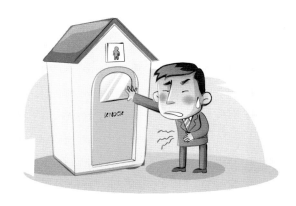

은 영양분을 가지고 유기산을 만들어 내어 유해균의 성장을 방해하는 역할을 한다.

또한 비타민을 생성하여 우리 몸에 공급해주거나 칼슘의 흡수를 도와준다.

성인의 장에는 400여 종 이상의 균들이 100조 마리 이상 서식하고 있다.

유산균은 장벽에 부착되어 유해세균의 증식을 억제하고 장의 연동운동을 원활하게 이루어지도록 도와주며, 영양소의 분해 및 흡수를 도와주기 때문에 장 기능의 문제로 인한 질병이나 비만에 효과가 있다.

60

 장은 제2의 뇌

장은 뇌와 척수의 명령 없이 움직이는 신경세포 약 1억 개 정도가 존재하기 때문에 장을 '제2의 뇌'라고 한다.

소장과 대장에는 뇌와 마찬가지로 신경계와 내분비계가 존재한다. 그리고 장과 뇌는 약 2,000가닥의 신경섬유로 연결되어 있다. 이렇게 장과 뇌는 연결되어 있어 장의 문제는 뇌에 영향을 미치게 되므로 '장청뇌청'이라고 한다.

이는 장이 깨끗해야 뇌가 맑아진다는 것이다. 또한 뇌의 이상은 장에 영향을 미칠 수 있기 때문에 결론적으로 뇌의 문제는 장의 문제를 해결함으로써 예방과 치유에 도움이 된다는 것이다.

뇌에 이상이 생기면 장의 신경에 전해져 장의 상태가 나빠지기 때문에 뇌 건강은 장 건강과 연관성이 있는 것이다.

그러므로 장의 문제를 해결하기 위해서는 장뿐만 아니라 뇌 건강에 도움이 되는 영양소나 미네랄 성분을 충분히 공급해주는 것이 도움이 된다.

 대사성질환(내장지방증후군)

인체 내 세포의 주요 성분은 수분, 염분, 효소이다. 대부분을 차지하고 있는 수분의 주요 성분은 칼륨이고, 세포 외의 주요 성분은 나트륨이다. 칼륨과 나트륨의 균형이 잘 이루어져야 근육과 신경 등 각 장기의 기능이 원활하게 된다. 이 비율이 적절하게 유지되지 않아 고혈압이나 당뇨, 암 등의 대사성질환이 발생된다. 영양상태, 미네랄, 무기질의 불균형 상태로 인해 발생되는 질병이기 때문에 미네랄과 유산균이 많이 함유되어 있는 간장, 된장, 고추장, 청국장 등을 많이 섭취하도록 하고 현미잡곡밥에 야채, 과일 위주의 식사로 식이요법을 시행하는 것이 바람직하다.

대사성질환에 도움이 되는 것으로 아주 좋은 것은 마늘이다. 마늘의 성분 중 하나인 알리신은 혈전이 생기는 것을 예방하여 심장질환이나 고혈압, 당뇨, 항암 등에 효과가 있으며 항균, 항염 작용을 하기 때문에 감염성 질환이나 상처치유에도 효과가 있다.

 공황장애

　공황장애는 별다른 이유 없이 가슴이 두근거리고 불안감으로 가슴이 답답하여 호흡곤란 등의 불안장애가 나타나는 것이다. 심리적으로 과도한 충격이나 스트레스로 인한 원인이 있기도 하고 과도한 약물복용으로 나타나는 경우도 있다. 치료방법으로 항우울제나 항불안제를 섭취하도록 하고 세로토닌의 양을 증가시켜 안정시키는 것으로 완화를 시키는데, 이러한 방법보다는 근본적으로 유산균과 칼슘, 식이섬유가 풍부한 음식의 섭취로 장내 미생물의 균형을 잘 맞춰주면 행복호르몬인 세로토닌이 많이 분비되어 좋은 효과를 기대할 수 있다. 뇌, 정신 관련 문제들은 기본적으로 장 기능 개선에 초점을 두어야 한다.

Chapter 6

생명은 혈액

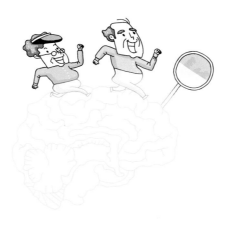

 생명의 핵심은 혈액이다.

    우리 몸의 혈관의 총 길이는 약 12만km 정도이다. 이 혈관 중 모세혈관이 98%이고 나머지는 동맥과 정맥이다. 이 혈관으로 혈액이 흘러 전신의 세포에 영양과 산소를 공급한다. 아주 오래된 하수구처럼 막히고, 이물질이 많이 쌓여 혈액이 제대로 흐르지 못하면 각 세포에 영양과 산소가 공급되지 않아 염증과 통증이 발생하고 이로 인해 질환이 발생하게 된다. 고로 혈관이 튼튼하고 혈액공급이 잘 되어야 건강을 유지하고 장수할 수 있다.

중요한 모세혈관

동맥과 정맥혈관도 중요하지만 정말 중요한 것은 모세혈관이다. 하지만 병원에서 주로 다루는 것은 동맥이다. 대부분 혈액 관련 건강기능식품들도 동맥 관련된 것들이 주를 이루고 있다.

하지만 우리 몸 속 혈관의 98%는 모세혈관이다. 모든 조직과 세포에 혈액을 공급·운반하는 것은 모세혈관이다. 모세혈관을 통해 물질교환이 일어나기 때문에 모세혈관의 문제가 만성질환과 관계가 깊다. 통증이 일어나는 것도 모세혈관이 막히는 결과로 나타난다.

64

 ### 혈액순환이 잘 되면?

혈액순환이 잘 되면 체내 독소 노폐물과 활성산소를 잘 제거해주게 되는데, 독성 물질을 혈액과 간에서 제거해 주기 때문에 해독기관으로 중요한 간 건강에 도움이 된다. 간은 정신적인 부분과 밀접한 연관관계가 있기 때문에 혈액건강이 뇌질환 예방과 치유에 도움이 된다.

남녀노소를 불문하고 피부건

강에 관심을 가지고 있다. 주름을 개선하고 피부노화가 되지 않도록 하고, 피부의 멜라닌 색소 침착이 되지 않도록 하여 피부건강에 많은 도움이 된다.

　바이러스, 박테리아로부터 세포를 방어하고, 손상된 세포를 재생시키는 중요한 작용을 한다. 혈액순환이 잘 되어 체온이 떨어지지 않으면 면역력이 올라가기 때문에 바이러스에 대한 감염성 질환에 두려워 할 이유가 없다.

깨끗한 혈액은 만병통치

　소장 내 분포된 모세혈관에서 모든 영양분을 흡수하여 간으로 보내 해독을 하고 심장으로 보내 전신에 혈액을 공급하게 된다. 그렇기 때문에 혈액을 탁하게 만들 수 있는 음식의 섭취는 최대한 제한해야 한다. 혈액을 깨끗하게 하고 혈관이 막히지 않도록 하는 먹거리에 초점을 맞춰야 한다. 엽록소가 많이 함유된 야채, 과일, 식이섬유, 효소, 비타민, 미네랄, 파이토케미컬이 함유된 음식을 섭취하고, 육류, 우유, 유제품, 가공육, 인스턴트식품, 식품첨가물이 함유된 음식, 동물성 식품은 절제하고 삼가야 한다.

　미네랄이 부족하면 모든 시스템이 정상 가동되지 않기 때문에 적당한 미네랄 섭취에도 신경을 써야 한다. 미네랄 중 다량무기질에 포함된 것이 칼슘이다. 이온화된 칼슘을 섭취해야 정상작동이 가능하다. 이온화되지 않은 칼슘은 무용지물이며, 오히려 악영향을 미칠 수 있기 때문에 제대로 선택해야 한다.

Chapter 7

물과 소금

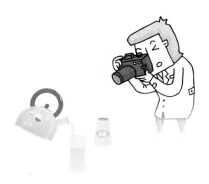

 생명의 중개가 – 물

   인체의 수분을 체액이라고 하는데, 체액은 나이, 성별 등의 요인에 의해 조금씩 차이는 있지만 지방조직의 양에 따라 차이가 크게 난다.

   골격근은 75%, 심장, 폐, 신장은 80%, 지방조직은 10% 미만의 수분을 함유하고 있다.

   지방을 제외한 체중의 70% 정도가 수분이다. 출생 시에 약 80% 정도의 수분을 보유하지만 성장하면서 수분양이 감소하여 생후 1년이 지나면 약 5% 이상 줄어들고 성장이 끝난 시기에 약 10% 정도 감소한다.

사망 시에는 인체 수분양이 45% 정도까지 감소한다. 이런 수분의 감소 과정을 노화라 할 수 있다.

생기 있고 젊음을 유지하기 위해서는 수분 보충을 충분히 해줘야 한다. 갈증이 날 때 물 마시는 것은 이미 늦은 상태이다. 습관적으로 수시로 마셔야 한다. 피부를 좋게 하기 위해서 물 마시는 습관부터 바꿔야 한다.

혈액의 질을 개선시키고 유지하기 위한 가장 쉬운 방법은 물이다. 모든 세포에는 수분이 들어가는 물 이동통로가 별도로 있다. 세포건강을 위해서는 이만큼 수분을 충분히 섭취해야 하는 것이다.

체내 수분 감소로 인한 세포건조에 의한 노화

체내 수분양이 줄어들고 피부에 주름이 늘어나면서 쭈글쭈글해지면서 노화 현상이 일어난다.

체내 수분이 부족하면 근육에 있는 수분을 빼서 사용하므로 신경과 혈관이 압박되어 두통, 어깨통증, 손발 저림, 쥐나는 증상 등이 나타난다.

이런 증상들은 수분부족의 결과이기 때문에 수분섭취를 자기 몸에 맞게 해주는 것이 필요하다.

뇌의 노화 현상도 세포의 건조에 의한 원인이 되기도 한다. 일상생활에서 몸의 건조를 막기 위한 생활습관과 식습관을 개선한다면 노화는 지연시킬 수 있다.

 ## 세포내액과 세포외액

'피부가 좋다, 촉촉하다.'라는 말을 듣는다는 것은 젊음을 표현하는 말로 생각되어진다. 이것은 우리 몸의 수분과 관련이 있다.

그러므로 건강한 몸을 위해 물이 얼마나 중요한지 알 수 있다. 하지만 많은 사람들은 물의 중요성에 대해 잘 알지 못한다. 그건 물이 공짜이기 때문일까? 요즘 마트나 편의점에 가보면 좋은 물은 휘발유 값보다 비싸다.

예전에는 물이 마트에서 팔릴 것이라고는 생각지도 못했던 일이다.

몸이 건조해지지 않기 위해 무조건 물을 많이 마셔야 하는 것은 아니다.

물은 근본적으로 성질이 차기 때문에 과하게 많이 마시면 몸이 냉해지므로 무턱대고 많이 마시는 것은 좋지 않다.

체온이 낮아지면 세포 내 수분흡수가 원활하게 이루어지지 않아 부종이 발생된다.

좋은 피부, 젊고 촉촉한 피부를 위해서는 세포내액과 세포외액의 균형이 잘 맞춰져야 한다. 그러므로 따뜻한 물을 조금씩 수시로 마

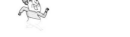
시는 것이 좋고, 몸을 따뜻하게 하는 소금이나 짭짤한 음식을 너무 삼가는 것은 좋은 방법이 아니다.

물에 죽염이나 용융소금을 조금 타서 섭취하는 것이 세포 내 수분 함량을 높이는 데 도움이 된다. 수분과 염분의 균형을 이룬 물을 마시는 것이 노화를 지연시키는 데 좋다.

 물은 얼마나 먹어야 할까?

무조건 물을 많이 마시는 것은 좋지 않다. 오히려 노화를 재촉할 수도 있기 때문에 정확히 알고 제대로 섭취해야 한다.

잠자기 전에 물을 마시는 것, 아침에 일어나서 바로 찬물을 마시는 것은 오히려 좋지 않다. 우리 몸에 수분대사가 원활하게 일어나지 않으면 수독증이 생기게 된다.

이 수독증으로 인해 비만, 구취, 탈모, 통증 등의 여러 증상이 나타날 수 있다.

물은 세포 내로 충분히 흡수되도록 하는 것이 중요하기 때문에 적당한 염분이 함유된 물을 따뜻하게 해서 마시고 몸도 따뜻하게 해줘야 한다.

하루 평균 수분섭취량은 몸무게 1kg당 30cc가 적당하다. 몸무게가 60kg정도 된다면 하루 1.8리터 정도 섭취하면 되는데, 이는 야채, 과일, 음식에 포함된 수분 모두 포함한 것이다.

　　카페인이 들어있는 음료를 섭취하게 되면 그만큼 수분이 빠지기 때문에 수분 섭취량을 늘려야 한다.

 소금은 억울하다.

　　<본초강목>에 "소금은 독이 없고 맛이 달다. 소금으로 다양한 질병을 치료한다."라고 언급하고 있다.

71

　　소금을 성인병의 원인으로 발표하고 소금이 오해를 받는 것은 소금에 대한 실험의 오류와 질병의 원인을 제대로 파악하지 못한데서 나온 오류이다.

　　아무리 좋은 치료 물질이 있더라도 치료 결과에 대한 인체의 메커니즘을 밝혀내지 못하면 어느 누구든 설득하기 어려운 상황이 되고, 이로 인해 끝없는 논란이 생기게 마련이다.

　　바르게 판단하고 근거를 정확하게 제시해야 한다.

　　소금이 고혈압의 원인이라고 주장한다. 짜게 먹어서 고혈압이 된 것을 정리해서 고혈압의 원인을 알아야 하지만, 정확하게 고혈압의 원인을 모르면서 소금이 고혈압의 가장 큰 주범이라고 하는 것은 이

치에 맞지 않다.

 싱겁게 먹는 것이 건강에 도움이 될까?

　요즘 건강을 위해서는 싱겁게 음식을 섭취하라는 말이 자주 나오고 있는데, 과도한 나트륨의 섭취는 고혈압과 뇌졸중, 비만, 골다공증, 신장염, 심근경색 등의 대사증후군의 원인이 된다.

　하지만 짠맛은 인체의 체온을 올리는 데 중요한 역할을 한다.

　'짜게 먹지 말라, 나트륨 섭취를 줄여라.' 하는 것보다는 소금을 어떻게 섭취하느냐가 중요하다.

　체온이 올라야 면역력이 오르고 체온이 떨어지면 면역력도 저하되기 때문에 면역력 향상에 반드시 소금이 도움이 된다.

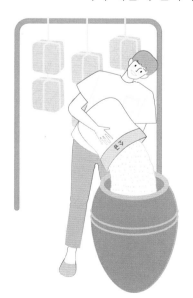

　천일염 소금에도 핵비소, 다이옥신이라는 물질이 존재하기 때문에 이런 물질을 제거한 짠맛을 섭취해야 한다. 이러한 물질을 제거하는 방법으로는 발효를 시킨 간장, 된장 등으로 섭취를 하거나 소금을 900도 정도의 높은 온도에 가열을 하면 나트륨과 중금속이 사라지고 각종 미네랄이 많아져 혈관과 근육에 도움이 되는 물질이 된다.

이렇게 만들어진 소금은 고혈압을 치료하는 식품이 될 수 있는 것이다. 그러므로 좋은 소금을 섭취하는 것은 체온을 올리고 장 기능을 회복시켜 면역력을 올리는 데 도움이 된다.

 염분의 부족은 문제없을까?

염분은 몸의 체온을 조절하는 데 중요한 역할을 한다.

그러나 요즘 염분의 과다 섭취는 고혈압뿐만 아니라 전반적인 건강에 좋지 않기 때문에 싱겁게 먹으라는 말을 아주 강력하게 강조하고 있는데, 과연 소금은 건강의 적인가?

염분섭취량과 고혈압 유발과의 관계 및 사망률과의 관계에 대한 연구 논문이 발표되었는데, 내용은 충격적이다.

염분섭취량이 적을수록 사망률이 높고, 고혈압, 뇌졸중, 심근경색, 당뇨병, 심부전증 등 순환기질환도 염분섭취량이 적은 그룹에서 발병률이 높고, 염분섭취량이 적을수록 합병증도 높다는 것이다.

2011년 벨기에 루벤 박사 연구팀에 미국의학협회저널(JAMA)에 심장병과 고혈압이 없는 건강인 3,681명 남녀대상으로 약 8년 추적 결과

● 소금을 가장 적게 섭취한 군(평균 6.26g) 사망률 : 4.1%
● 중간 정도 소금 많이 섭취한 군(평균 9.7g) 사망률 : 1.9%

73

● 소금 가장 많이 섭취한 군(평균 15g) 사망률 : 0.9%

　사망률은 소금을 가장 적게 섭취한 군이 가장 많이 섭취하는 군보다 5.1배 증가하는 것으로 나타났다.

　염분은 우리 몸의 건강을 위해 절대적으로 필요한 것이고, 염분이 없으면 생명을 유지하기 어렵다.

　무조건 짜게 먹지 말라고 하는 것은 너무나 잘못된 정보이다.

　소금은 천일염, 암염, 정제염 등 여러 종류로 나뉘는데 어떤 소금으로 어떻게 먹느냐가 중요하다.

　화학적으로 짠맛을 나게 만든 정제염은 큰 문제를 일으키기 때문에 적게 섭취해야 하는 것은 당연하지만, 미네랄이 풍부한 좋은 소금의 섭취는 반드시 필요하다.

　소금은 체액의 삼투압을 일정하게 유지시켜주고 산과 알칼리의 균형을 맞춰주는 효능이 있다.

　신경의 흥분전달에 관여하고, 근육의 수축작용, 혈전생성억제제, 세포산화 방지, 해독제, 신진대사 촉진으로 체온을 상승시켜 면역력 증강, 칼륨을 배출, 독소배출로 피로해소, 소화액의 원료가 되는 등에 있어서 필수적인 물질이다.

　병원에서의 최고의 응급환자는 염분이 빠져나가는 사람이다. 이것을 조절하지 못하면 사망하게 된다.

　체내 염분이 부족하면 신진대사가 저하되어 체온이 떨어지고, 식욕이 감퇴된다.

신경의 흥분전달 작용이 저하되어 경련이 일어나고 심장근육의 수축력이 떨어져 혈압이 떨어지거나 피로감, 권태감이 생기고 신장 기능저하로 신부전증이 발생될 가능성이 높아진다.

그러므로 식생활에서 염분이 부족하지 않도록 해야 한다.

화학적인 정제소금의 섭취는 제한하고 미네랄이 풍부한 천일염 으로 만든 죽염이나 용융소금, 발효시킨 간장, 된장, 청국장 등으로 소금을 섭취하는 것이 건강을 유지하고 장수할 수 있는 방법이다.

당뇨병 환자는 저염식이 문제

당뇨병 환자의 심각한 합병증의 하나가 말기 신장질환이다. 이것 으로 인공투석을 해야 하는 경우가 대부분인데, 현대 의료계에서는 특히 당뇨병이 있으면 음식을 싱겁게 먹어야 한다고 강력하게 권유 하고 있다.

미국당뇨병학회 'DIABETES CARE' 2011년 4월 발표에 의하면 제1형 당뇨병, 제2형 당뇨병 환자는 저염식으로 말기신부전증이 증 가하는 것으로 발표했다.

630명 당뇨환자를 9.9년간 연구한 결과 소금을 가장 적게 섭취한 10%의 환자에서 소금을 더 많이 섭취한 환자 90%보다 말기신부전증이 무려 6개 증가하는 것으로 나타났다.

 고혈압의 주범? 소금과 고혈압 유발, 큰 관련 없다.

나트륨 과다 섭취가 혈압상승과 연관이 없다는 연구결과가 나왔다.

미국 프레이밍햄 심장조사(Framingham Heart Study)의 로드리 박사는 장기간의 심혈관질환 위험요인 조사에 참가한 2,200명의 4년간 자료를 분석한 결과, 혈중 나트륨 수치가 현재 또는 미래의 고혈압과 연관이 없는 것으로 나타났다고 밝혔다.

조사기간 중 참가자의 37%가 혈압이 정상에서 정상범위 내 높은 수치로 또는 정상범위 내 높은 수치에서 고혈압으로 높아지는 등 한 단계씩 올라갔지만 이것은 혈중 나트륨 수치와는 관계가 없었다.

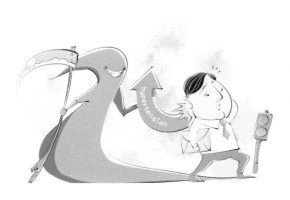

혈중 나트륨 수치가 가장 높은 그룹은 오히려 다른 사람보다 고혈압 위험이 낮은 것으로 나타났다. 그리고 혈중 나트륨 수치는 체중과도 연관이 없었다.

이는 염분섭취량이 많으면 혈압이 상승한다는 일반적인 상식과 어긋나는 것이다.

2014년 9월 10일 프랑스 파리5대학, 파리13대학 의학 연구센터 8,670명 연구 결과, 보통 소금 속 나트륨은 고혈압을 유발시키는 직접적 원인 중 한 가지로 인식하고 있지만 최근 나트륨과 고혈압은 큰 관련이 없다는 논문을 발표했다.

고혈압을 유발시키는 가장 큰 원인이 무엇인지 밝혀내기 위해 프랑스 성인남녀 8,670명의 혈압 데이터를 비교 분석하는 방대한 조사를 진행한 결과 의외로 소금 속 나트륨 섭취는 고혈압 유발과 큰 관련성이 없는 것으로 나타났다.

나트륨 대신 고혈압의 주요 원인으로 나타난 것은 연령, 커피, 알코올섭취, 체질량지수(BMI)로 나타나는 비만이었다.

학계에서는 고혈압의 원인을 구체적으로 밝혀내지 못하고 있지만 유전적인 요인이 가장 크다고 보고, 환경적 요인으로는 스트레스, 식생활 등을 꼽았는데, 특히 나트륨 섭취가 가장 큰 요인으로 작용한다는 것이 지배적이었기 때문에 고혈압 환자들에게 저염식을 추천하고 있는 것이다.

연구진에 의하면 평소 과일, 야채를 꾸준히 섭취할 경우 고혈압 증세가 감소되었고, 고혈압 유발에 있어 가장 큰 원인은 체중증가로 추정된다고 밝혔다.

중요한 것은 어떤 소금으로 짜게 섭취하느냐가 중요하기 때문에 미네랄이 풍부한 좋은 소금으로 섭취해야 한다.

77

염분섭취는 어느 정도가 적당할까?

미네랄이 풍부하고 핵비소, 다이옥신 등 발암물질을 제거한 죽염이나 용융소금, 간장, 된장, 청국장 등으로 염분의 섭취는 본능적으로 조금은 의도적으로나마 많이 섭취하도록 해야 한다.

저체온이 되면 암세포가 증식하기 좋은 환경이 되어 암 환자의 대부분은 체온이 35~35.5도로 저체온이다.

체내 온도 39~39.5도 이상에서 암세포는 전멸할 수 있기 때문에 체온을 높여야 한다. 체온을 높일 수 있는 작용을 하는 것은 소금이다.

암세포를 죽이는 총알로써 역할을 수행하는 것은 수분과 염분이다. 세포 내 수분과 염분을 암세포에게 살포하여 부풀려 터트려서 죽이기 때문에 수분과 염분은 필수적인 물질이다.

Chapter 8

질병의 진행과정

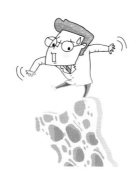

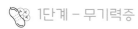
1단계 – 무기력증

질병의 진행의 첫 번째 단계는 기(에너지)의 문제로 발생된다. 우주와 지구, 사람에게는 자장이 흐르고 있다. 이 자장의 힘이 부족하게 되면 문제가 생기게 된다. 체내에 들어온 독소와 체내에서 발생한 독소는 에너지의 힘에 의해서 제거되는데 독소가 너무 많으면 에너지가 더 이상 작용하지 못하는 상태가 된다. 고갈된 에너지는 수면과 휴식을 통해 복구되기 때문에 충분한 수면과 휴식을 취해야 한다.

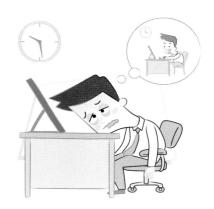

음식의 과식으로 에너지 고갈이 될 수 있다. 과식과 폭식으로 무기력증에 빠지기 때문에 음식에 대한 욕구를 줄여 절제된 습관을 가져야 한다. 소화기능에 작용하는 에너지를 최소화시켜 대사작용에 에너지를 쓸 수 있도록 해야 한다.

2단계 - 중독

중독은 체내에서 배출되지 못한 독소들이 혈관이나 임파선, 기관과 조직에 쌓임으로써 나타난다. 이 독소를 배출시키기 위해서 우리 몸은 열을 발생시킨다. 열을 발생시키는 것은 독소를 배출시켜 질병이 생기지 않도록 하기 위한 중요한 반응이다. 하지만 많은 사람들은 열이 발생하면 무조건 해열제를 먹여 열을 내려야 한다고 알고 있다. 해열제를 먹여 열을 내리는 것은 독소배출이 되지 않도록 하는 것이고, 이 해열제로 인해 몸속은 더 많은 독소가 쌓이게 되어 또 다른 문제를 야기시킬 수 있다는 것을 알아야 한다.

우리 몸이 평상시 배출할 수 있는 능력의 범위를 넘어설 만큼 독소가 많이 축적되면 이를 밖으로 배출시키기 위해 체온을 상승시킨다는 것을 알고 평상시 체온이 떨어지지 않도록 식생활 패턴을 잘 유지해야 한다. 독소로 작용할 수 있는 음식을 최소화하고 체온을 떨어뜨릴 수 있는 식품첨가물이나, 유제품, 밀가루음식, 튀김류, 음료수,

아이스크림 등의 음식은 삼가야 한다.

우리는 몸이 아프면 식욕이 당기지 않는다. 비움의 상태가 되어 있을 때 세포재생이 빠르게 일어난다. 몸을 치유하고 하는 우리 몸의 반응이다. 이 반응에 순응하여 몸이 원하는 대로 해야 한다. 하지만 엄마들은 애들이 몸이 좋지 않아 밥을 안 먹는다고 하면, 어떻게 해서라도 한 숟가락이라도 먹이려고 한다. "먹어야 기운 나서 몸이 빨리 좋아진다." 라고 하면서 억지로 먹이려고 한다. 이것은 자연치유 능력을 방해하는 행위이다. 휴식을 취하고, 수분섭취를 충분히 하고, 잠을 자는 것이 자연치유의 길로 가는 길이다.

몸의 말에 귀를 기울이고 순종하는 길을 선택해야 한다.

81

 ## 3단계 - 과민증상

과민증상이 나타나는 단계로 접어드는데 이 증상은 독소로부터 몸을 보호하기 위한 증상이고, 독소 노폐물이 체내에 쌓이지 않도록 대사작용을 더욱 활발하게 하는 증상이다. 독소를 배출시키기 위한 증상으로는 설사, 가려움

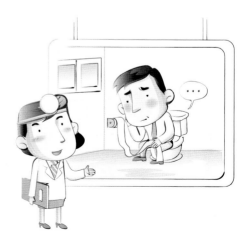

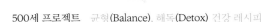
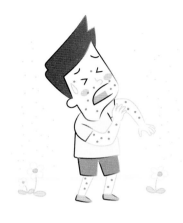

증 등의 증상으로 나타난다. 우리 몸의 배출기관은 대부분 소변, 대변, 피부로 배출된다.

설사를 한다고 해서 지사제를 먹고, 가려움증이 나타난다고 항히스타민제를 섭취하는 것은 독소가 배출되는 반응을 억제하여 더 큰 문제를 발생시킬 수 있다.

무엇을 먹느냐도 중요하지만, 잘 배출 시키는 것이 더 중요하다. 채움보다는 비움의 작용이 더 중요하다는 것을 명심해야 한다. 비움의 이로움으로 인해 있음의 작용이 일어난다.

4단계 - 염증

통증과 염증반응은 독소를 제거해서 우리 몸을 다시 정상 상태로 복원시키려는 증거로 나타나는 증상이다. 통증은 우리에게 주는 경고신호이다. 몸속 독소 노폐물이 많아 이 독소물질을 배출시키기 위해 최대한의 노력을 하고 있다는 신호다. 통증의 신호는 지금까지 "해 왔던 대로 하지 말라"는 신호다. 이 신호를 무시하고 진통제를 먹는 것도 자연치유력을 억제하게 된다.

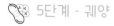 5단계 - 궤양

염증과 통증단계에 돌입했는데 독소배출을 제대로 시키지 않고 음식을 절제하지 못하고 독소로 작용할 수 있는 습관을 바꾸지 않으면 다음 단계인 궤양이 발생된다.

독소가 쌓여 점막이 헐고 상처나 난 상태를 방치하면 궤양이 된다. 세포와 조직이 오랫동안 독소에 노출되어 세포가 괴사되면 궤양이 되는 것이다. 몸이 스스로 치유될 수 있도록 해독을 하지 않고 약물을 사용하고, 음식을 조절하지 못하면 더 위험한 단계가 기다리고 있다. 다음 단계에 들어가지 않도록 해야 한다.

 6단계 - 경화증

경화증은 조직이 굳어지는 것이다. 조직이 경화되는 것은 독소물질이 다른 곳으로 퍼져나가지 못하도록 방어하기 위해 최선의 방법을 선택하는 것이다. 독소물질을 다른 조직으로부터 격리시키는 것과 같다. 이런 상태까지 되었는데도 불구하고 몸의 신호에 따르지 않고 예전의 습관을 바꾸지 못하고 그대로 살아간다면 더 위험한 단계가 기다리고 있는 것이다.

이제라도 식습관을 바꾸고 몸속 독소를 제거하는 해독작업에 들어가야 한다. 독소로 작용하는 음식을 절제하지 못하고 약물에만 의존하면서 살아간다면 세포 내 유전자 손상이 나타나게 되면서 세포변형이 심각하게 일어나게 된다.

세포를 미치게 만들지 말아야 한다.

🥜 7단계 - 암

끝까지 참고 버텨왔지만, 그럼에도 불구하고 정신 차리지 못한다면 마지막 단계인 암이 발생된다. 이렇게 되면 우리 몸의 세포들은 더 이상 소통불능 상태에 빠지게 된다.

정상세포는 자기 수명만큼 살고, 내가 더 건강한 모습으로 살아가도록 스스로 자살을 한다. 하지만 암세포는 절대 자살하지 않는 아주 이기적인 세포이다. 세포가 소통이 전혀 되지 않은 미친 세포가 되어버린 것이다.

그럼 여기서 포기해야 할 것인가? 그렇지 않다.

아무리 좋지 않은 상태이더라도 정상세포의 능력을 믿어야 한다. 우리 몸의 세포는 상상을 초월하는 능력을 가지고 있다.

　지금부터라도 내 몸에 용서를 구하고 식이요법을 바꿔야 한다. 질병에 노출되어 있는 나를 구해줄 수 있는 것은 외부의 어떤 누구도 아니다. 바로 내 몸이 나를 구해줄 수 있다. 내 몸의 세포의 능력을 의심하지 말고 온전히 믿고 행하면 반드시 치유반응은 일어난다.

　지금부터 내가 어떻게 해야 할 것인가?

　몸 속 정화를 위한 대청소를 하고 식이요법을 철저하게 간절한 마음으로 행하면 반드시 치유될 수 있다.

500세 프로젝트   균형(Balance), 해독(Detox) 건강 레시피

저장된 글리코겐이 줄어들면 근육에 있는 단백질의 아미노산에서 새로운 포도당 분자가 생성되는데, 이 과정을 포도당신생합성이라고 한다. 이것의 이로운 측면은 인체에 필요한 포도당을 필요시 다른 부분에서 추가하여 뇌에 힘을 더하는 또 하나의 경로를 제공한다는 것이다.

3일 정도 굶으면 간이 체지방을 사용해 케톤을 생성하기 시작하는데, 이때 베타-HBA가 뇌에 효율적인 연료원이 되어 굶주리는 동안 인지기능이 연장된다.

베타 - HBA는 포도당보다 더 효율적으로 ATP 에너지를 생산하는 초강력 연료라는 점이 밝혀졌다. 이는 알츠하이머나 파킨슨병 등의 문제를 일으키는 신경세포를 보호하는 작용을 한다는 것이다.

93

뇌 관련 질환이 있는 사람들을 보면 대체적으로 식욕이 상당히 강하게 작용을 한다. 끊임없이 섭취하는 것은 인지기능 향상에 도움이 되지 않는다. 꼬박꼬박 잘 챙겨 많이 먹는 것이 좋은 것이 아니라는 것이다.

코코넛유를 식단에 추가하는 것만으로도 베타 - HBA를 쉽게 얻을 수 있다.

베타 - HBA가 항산화 기능을 향상시키고 미토콘드리아 수를 증가시키며, 새로운 뇌세포의 성장을 자극한다.

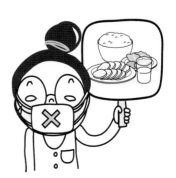

단식을 하는 데 주의해야 하는 사람

- 결핵, 암 말기, 당뇨병 등으로 많이 쇠약해진 사람
- 체중 남성 40kg 이하, 여성 35kg 이하인 경우
- 위·십이지장궤양, 궤양성대장염으로 출혈이 심한 경우
- 협심증, 심근경색, 부정맥 등으로 약을 복용 중인 사람
- 활동성간염
- 자궁근종이나 난소낭종의 크기가 큰 경우
- 수유 중인 산모
- 스테로이드호르몬제나 항우울제를 복용하는 사람 중에서 복용을 중지하면 위험한 경우

Chapter 10
인체 대청소를 위한 해독 방법

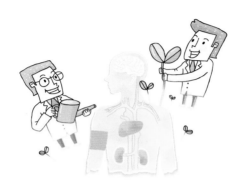

🥜 최고의 해독제는 물이다.

체내 독소 노폐물을 제거하기 위해서는 첫째 수분을 섭취해야 한다. 물은 어떤 물질이든 녹일 수 있는 능력을 가지고 있다.

각자의 몸에 맞는 적당한 수분을 섭취해야 한다. 쉽게 확인할 수 있는 수분섭취량은 소변 색이 노랗지 않게 나오도록 하는 것이다. 소변색이 노란 것은 수분부족으로 생각하고 수분섭취량을 늘려야 한다.

수분섭취량은 몸무게 1kg당 30cc 정도의 물을 섭취하는 것이 좋다. 예를 들어 몸무게가 60kg이라 가정하면 수분섭취량은 60kg×30cc = 1.8리터이다.

95

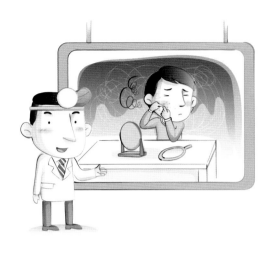

우리 몸에서 수분은 절대 저장되지 않는다. 수분 부족으로 인해 수많은 문제가 발생하게 된다.

수분부족으로 노화, 두통, 통증, 손발 저림 증상 등의 문제가 나타날 수 있다. 물은 습관적으로 마셔야 한다. 마시고 싶을 때 마시는 것이 아니라 수시로 습관적으로 마시도록 노력해야 한다.

인체 내 수분이 부족하게 되면 호르몬의 문제도 함께 발생된다. 물은 단백질과 연관관계가 있다. 하지만 수분부족으로 인해 호르몬의 균형도 깨지게 되어 호르몬과 연관된 질환이 발생될 수 있다.

꼭 하루 한 번 수분섭취량을 지켜 실행해보면 배변활동도 원활하게 되고 체내 독소 노폐물이 제거되어 피부상태가 많이 좋아지는 것을 느낄 수 있을 것이다. 실행이 답이기 때문에 꼭 실천에 옮겨보길 권한다.

평소 수분섭취가 적었던 사람들은 헛배 부르고 화장실에 너무 자주 드나들게 되는데 이게 귀찮아서 수분섭취를 중단하는 경우가 있는데, 처음부터 바로 체내 흡수가 바로 되는 것이 아니기 때문에 건강을 위해 최선의 노력을 다해보아야 한다. 너무 부담이 되면 목표를 설정해놓고 차근차근 양을 늘려나가는 것도 좋은 방법이다.

공복상태를 12시간 이상 두는 것이다.

공복상태를 12시간 이상 주게 되면 에너지 대사시스템이 잘 작동하게 되고, 장수 유전자인 Sir2 유전자의 스위치가 켜지게 된다.

12시간 이상 공복상태를 주기 위한 방법으로는 점심 12시 이후에 야채, 과일 위주의 간단한 식사를 하고 저녁 7시 이전에 저녁식사를 한다. 그리고 점심 12시~ 저녁 7시 사이에 하루에 섭취해야 할 수분을 충분히 섭취하고 저녁 7시 이후부터 다음날 점심식사 전 12시까지는 아무것도 섭취하지 않는다.

이 시간에는 물도 섭취하지 말고, 만약 갈증이 나면 물을 입에 넣고 입안을 헹구어 뱉어버려야 한다. 이렇게 하면 에너지 대사가 높아져 대사장애로 나타나는 문제를 예방·치유할 수 있다.

97

 해독작용을 위해서는 간에서 1, 2단계 해독과정을 거쳐야 한다.

간에서 해독작용을 하는데 1, 2단계 해독작용을 위해서는 최적의 영양소를 공급해줘야 한다.

간의 1단계 해독을 위해서는 비타민, 미네랄, 항산화제가 필수적이다. 합성비타민, 미네랄이 아닌 천연제품으로 비타민, 미네랄을 공급해주고, 2단계 해독작용을 위해서 대표적으로 아미노산, 시스테인, 글루타치온 등의 물질 생성이 필요하다.

이 물질이 생성되도록 해주는 원인물질 공급이 필요한데, 바로 단백질이다. 최적의 단백질을 공급해 줌으로써 2단계 해독작용이 원활하게 일어나며, 이로 인해 체내 독소 노폐물이 배출되는 대청소가 진행되게 된다.

이 과정에서 음식물 섭취는 제한해야 한다. 만약 음식물이 체내로 들어오게 되면 음식물을 분해·소화·흡수작용이 우선시되고 체내 독소의 배출 작용은 보류가 되기 때문에 해독기간은 길어지게 된다. 그러므로 음식은 차단하고 단백질과 식이섬유, 비타민, 미네랄, 항산화제, 유산균, 칼슘, 마그네슘 등만 섭취하면서 해독이 될 수 있도록 해야 한다.

 해독기간

해독기간은 각자의 상태에 따라 다르겠지만 평균적으로 소장 내 상피세포가 바뀌는 기간인 7~10일 정도로 잡는다.

하지만 평소 약을 많이 복용한 사람들이나 식품첨가물이 많이 함유된 음식을 오랫동안 섭취한 경우 대략 10~15일 정도의 해독기간이 필요하다.

처음부터 너무 무리하게 하지 말고 3일, 5일, 7일 정도의 단기 목표를 설정하고 시행해 나가는 것도 좋은 방법이다.

 해독방법

- 1주차 : 아침, 점심, 저녁 1일 3끼를 단백질, 비타민, 미네랄, 항산화제, 오메가3, 식이섬유, 유산균을 섭취한다. 음식은 가능한 삼가도록 한다.
- 2주차 : 아침, 저녁으로 1주차와 같은 방법으로 하고, 점심 한 끼, 간단한 야채, 과일 위주의 식사로 소식한다.
- 3주차 : 아침은 비타민, 미네랄, 항산화제, 식이섬유, 유산균을 섭취하고 점심, 저녁은 간단한 야채, 과일 위주의 식사로 소식한다.
- 4주차 : 4주차 1주일 동안은 1주차에 했던 방법대로 다시 해독에 들어간다.

해독 과정 중에 치유의 위기반응인 호전반응은 일어날 수 있는데, 불쾌감, 오심, 구토, 가려움증, 발진, 어지럼증, 설사, 변비증상, 감기 증상 등의 호전반응이 나타나는 것은 체온의 상승으로 인해 치유물질의 분비로 인해 나타나기 때문에 외부에서 원적외선 온열요법을 시행하거나, 족욕·반신욕을 병행한다면 호전반응의 기간을 단축시킬 수 있다.

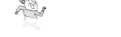
 해독 후 보식

　몸속의 독소를 제거한 후 바로 예전의 식습관으로 돌아가면 안 된다. 소화작용이 잘 일어날 수 있는 음식으로 오랫동안 씹어서 먹고, 부드러운 음식으로 섭취해야 한다.

　보식의 단계를 제대로 하지 않으면 오히려 위장장애가 일어날 수 있다. 독소가 많이 함유된 먹거리는 절대 삼가고 소식해야 한다.

　음식을 절제하고 안 먹는 것보다 보식기간을 잘 유지하는 것이 더 어려움을 느낄 수 있다. 하지만 간절한 마음으로 꼭 지켜내야 한다. 이 수고로움이 이후의 건강한 나를 만들어 내는 원천이 된다.

Chapter 11

치매는 절대 안 걸렸으면 좋겠다

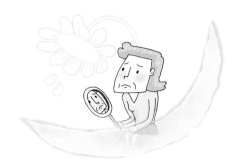

암과 치매, 어떤 것이 더 나을까요?

아무것도 안 걸렸으면 좋겠다고 말하면서, 그래도 암보다는 치매에 안 걸렸으면 좋겠다고 얘기하는 사람들이 더 많다.

치매가 걸리면 이후의 삶은 내 삶이 아니다. 아무리 육체적인 건강이 있더라도 내 삶이 아닌 것이다.

이런 삶이 과연 의미가 있을 것인가?

 뇌

뇌는 인체의 모든 활동에 관여하는 중요한 기관이므로 다치면 안되는 신체기관이다.

현대인들은 앞으로 육체적인 노동은 기계나 로봇이 대신하기 때문에 최소화되므로 정신적인 문제에 지속적으로 많이 노출되게 될 것이다. 그래서 앞으로는 정신적인 부분의 문제를 예방하고 치유하는 데 중점적으로 해결책을 찾아내야 하는 시대에 접어들었다.

뇌는 뉴런으로 분화할 수 있는 신경줄기세포의 개체군이 존재하고, 신경발생이 평생 일어난다. 이 신경발생에 영향을 미치는 것은 DNA가 통제한다.

뇌 관련 질환은 치유되기가 어렵다?

우리가 지금까지 알고 있는 뇌에 관한 상식이 뒤집혔다. 뉴런도 증식한다.

변하지 않게 보이던 신경세포도 신경발생이 평생 일어난다는 사실이 밝혀졌다.

뇌 뉴런으로 분화할 수 있는 신경줄기세포의 개체군이 존재하고, 뇌는 좋은 지방에 의해 신진대사 되기 때문에 뇌의 신경질환은 예방 치유가 가능하다.

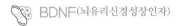 BDNF(뇌유리신경성장인자)

11번 염색체에 자리한 '뇌유리신경성장인자(Brain-Derived Neurotrophic Factor, BDNF)'라는 단백질의 생성을 암호화한다.

BDNF는 새로운 뉴런을 생성하는 데 중요한 역할을 한다.

기존의 뉴런을 보호해 시냅스 형성과 뉴런 간의 연결, 생각하고 배우고 고도의 뇌 기능을 위해 필수불가결한 과정이다.

BDNF는 간질, 거식증, 우울증, 알츠하이머, 정신분열증, 강박신경증 등 다양한 신경질환과 관련되어 있다.

DNA는 BDNF를 생산하는 데 영향을 미친다. 그러면 BDNF를 켜는 유전자를 활성화시킴으로 인해 뇌 신경질환의 예방·치유에 도움이 될 수 있다는 것이다.

BDNF를 켜는 유전자를 활성화시키기 위해서는 신체운동, 칼로리 제한, 케톤생성식사, 오메가3지방산(DHA) 같은 영양소를 포함한 생활습관을 통해 활성화시킬 수 있다.

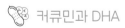 커큐민과 DHA

강황, 울금에는 커큐민 성분이 많이 들어있는데 이는 항산

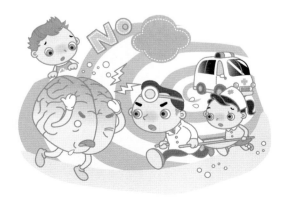

화, 소염, 항진균, 항균작용을 한다. 이 성분은 장내 기능을 활성화시키는 데 도움이 된다.

장 건강은 뇌건강과 밀접한 연관 관계가 있다.

DHA는 뇌 활성화 분자로 뇌 건조 중량의 2/3 이상은 지방, 그중 1/4은 DHA이다.

DHA는 뇌세포, 시냅스 막을 구성하는 요소이고, 유해한 염증성 화학물질의 생산을 활성화하는 COX-2효소의 활동을 줄여주는 역할을 한다. 또한 BDNF 생산을 위해 유전자 표현을 조절하여 뇌세포의 생산과 생존을 지위하는 동시에 뇌기능 향상에 도움이 된다.

ADHD, 주의력결핍은 DHA가 부족해서다.

오메가3에서 DHA를 합성할 수 있다. DHA는 하루 최소 200~300mg을 섭취해야 하는데 대부분 사람들은 25% 이하 섭취하고 있다.

오메가3지방산이 부족한 음식을 먹고 지내면 소장 내 세균이 과잉증식하게 된다.

🦶 운동하는 뇌

유산소 운동은 BDNF를 늘리고 기억감퇴를 되돌리고, 뇌세포 성장을 늘리는 역할을 한다.

많이 움직일수록 뇌는 건강해진다. 규칙적인 신체활동은 뇌 건강에 도움이 된다.

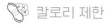 칼로리 제한

칼로리가 낮은 식단을 선택할 때 BDNF가 상승하여 인지기능이 향상되어 뇌졸중과 퇴행성질환의 위험을 줄일 수 있다.

간헐적 단식으로 BDNF를 활성화할 수 있기 때문에 과식이나 폭식은 삼가고 간헐적으로 공복상태를 유지시켜주는 것이 뇌신경질환에 도움이 된다.

칼로리 제한은 간질발작, 알츠하이머, 파킨슨병의 감소에 효과적이다.

칼로리 제한은 세포사멸을 줄이는 극적인 효과를 얻을 수 있는 방법이고, 염증인자의 감소, 신경보호인자, BDNF의 증가를 가져온다.

또한 과도한 활성산소를 억제하는 중요한 분자들과 효소량을 늘려 항산화작용을 높이는 효과가 있다.

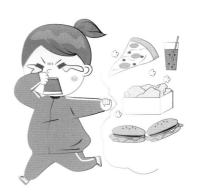

케톤생성 식단의 혜택

뇌 에너지 활용에 가장 중요한 지방은 앞에서 언급한 바 있는데 베타-하이드록시뷰티레이트(beta-HBA)이다.

케톤생성 식이요법은 간질, 파킨슨병, 알츠하이머, 루게릭, 자폐증에 매우 강력한 치유법이다.

케톤생성지방([Ketogenic fats : 중간사슬 중성 지방질(medium-chain triglyceride) 또는 MCT기름)]을 섭취한 알츠하이머 환자는 인지기능이 현저하게 개선되었다.

MCT의 공급원인 코코넛오일에는 베타-HBA를 위한 중요한 전구물질 분자가 풍부해 알츠하이머 치료에 도움이 된다.

케톤생성 식이요법은 뇌의 아밀로이드를 줄이고 체내의 천연 뇌 보호 항산화제인 그루타치온을 해마에서 증가시킨다.

케톤생성 식이요법은 탄수화물을 줄이고 좋은 지방과 단백질을 섭취하는 것이다.

지방은 생선류, 어패류의 오메가3지방산을 늘리고 오메가6지방의 섭취를 제한해야 한다.

단백질은 하루 50~60g 정도 섭취를 하고, 탄수화물의 섭취는 최대한 제한하는 것이다.

뇌 관련, 심리 신경의 문제를 개선시키기 위해서는 글루텐프리를 실천하고 DHA와 프리바이오틱스, 비타민B군과 미네랄 같은 보충제를 식단에 더하는 것만으로도 신경, 심리, 행동장애의 수많은 증상을 회복시킬 수 있다.

　갑작스럽고 반복적이며 불규칙적인 움직임과 별개의 근육군이 유발하는 음성표현을 특징으로 하는 틱 스펙트럼 장애의 일종인 투렛증후군을 예방·치유하는데도 도움이 된다.

 우울증을 일으키는 중대한 영양결핍 – 비타민D와 아연

　아연은 면역체계를 도와주고 기억력을 예리하게 유지, 기분을 좋게 하는 신경전달물질들의 사용과 생산에 필요하다.

　아연 보조제는 우울증을 앓고 있는 사람들의 항우울제 효과를 향상시킨다.

　우울증 환자는 영양결핍 상태를 확인해 보는 것이 필요하다.

　대부분 영양결핍을 무시하고 글루텐 민감증 검사는 고려하지 않는 것이 문제이다.

　우울증은 충분한 영양공급과 글루텐 함유 음식을 삼가야 한다.

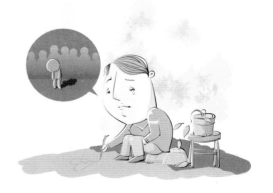

글루텐프리 식단을 시작하고 비타민B군, D, 아연이 포함된 미네랄이 풍부한 영양공급을 해주는 것이 중요하다.

 두뇌활동을 위한 영양소

비타민B군 - 신경비타민

- B1 : 뇌가 포도당을 에너지원으로 활용하도록 도와주는 핵심성분으로 우울증, 정신분열, 불안, 초조, 과민 등의 증상 개선에 효과적이다.
- B6, 마그네슘 : 스트레스와 불안증상을 줄여주고 집중력 향상에 도움이 되는 도파민, 세로토닌 생성을 활성화시켜 준다.
- B9(엽산), B12 : 임신 초기에 정상적인 신경관 발달에 필수요소이고, 기억력 등 신경기능 유지, 신경손상 방지, 혈중 비타민B12 수치가 낮을수록 인지기능이 저하된다.

아미노산

- 페닐알라닌 : 필수아미노산, 노르에피네프린과 도파민으로 전환, 만성통증 완화, 긍정적 태도를 갖도록 한다.
- 메티오닌 : 필수아미노산, 콜린 합성에 필요, 체내에서 시스테인, 타우린이 생성되는 데 필요한 요소이다.

● 글루타민 : 두뇌 에너지의 원, 중앙신경계로부터 암모니아를 제
거하여 배출하는 작용을 한다.

칼슘 - 신경전달 촉진제

칼슘은 이온화가 제대로 되는 칼슘을 섭취해야 한다. 이온화가 되
지 않는 칼슘은 인체에 전혀 도움이 되지 않고 오히려 문제를 일으
킬 수 있다.

우리 몸은 신경전도와 전기전도가 제대로 일어나야 한다. 이러한
상태를 정상적으로 만들어주기 위해서는 흡수가 잘되고 물에 녹는
이온화 칼슘이어야 한다.

혈액 내 1%의 칼슘, 이 칼슘이 부족해지면 뇌의 자극을 주는 신경
세포의 작용이 원활하지 않아 신경계 이상이 발생하게 된다.

숙면을 촉진하는 데 도움이 되고, 우울지수가 높을수록 혈액 내
칼슘 농도가 낮다.

칼슘은 신경세포의 작용과 인체 내 장기의 수축작용에 도움이 되
기 때문에 수축과 이완작용이 제대로 일어나도록 하기 위해 필요한
물질이다.

뇌 관련 질환 대부분은 칼슘과 마그네슘 부족으로 나타나는 경우
가 많다.

마그네슘 - 천연 신경안정제

아세틸콜린의 분비를 감소, 분해를 촉진하여 신경을 안정시키고 근육의 긴장을 이완시켜준다.

아디포넥틴호르몬 분비를 증가시켜 노화방지, 당뇨병위험 감소, 골다공증, 혈압조절, 부정맥 치료에 도움이 된다.

비타민B6와 함께 세로토닌 생성을 촉진시키고, 3,000여 가지 효소작용에 관여하며, 스트레스는 마그네슘에 대한 필요성을 증가시킨다.

아연

효소의 구성성분으로 뇌 속에 거의 모든 효소반응은 아연과 관련되어 있다.

신체나 뇌의 정상적인 발육에 관여하고 성장과 재생기관의 발달, 갑상선에 필수적이다. 그리고 아연은 면역 관련 핵심물질이다.

면역력을 유지하기 위해서는 아연이 풍부한 음식을 섭취하는 것이 도움이 된다.

여드름 예방, 유선의 활동을 조절, 상처치유, 시력·미각·후각 향상, 면역기능, 인슐린 합성과 저장에 관여한다.

강력한 항균, 항염 작용을 하고 만성전립선에 효과적이다.

성장호르몬 분비를 증가시키는 데 도움이 되기 때문에 아이들 성장기에 많은 도움이 된다.

크롬

크롬은 당분과 지방 신진대사에 필수적인 원소로 인슐린의 효능을 증가시키고, 체중감소를 촉진, 마른 근육조직을 증가시킨다.

크롬수치가 낮은 사람은 관상동맥이나 심장질환의 징후일 수 있다. 학습장애, 신경장애, 우울증 등의 증상 개선에 도움이 된다.

 브레인 디톡스(Brain Detox)

건강한 뇌를 위해서는 하루 7~8시간 정도의 충분한 수면을 취해야 한다. 살아가는 동안 오랫동안 눈뜨고 있어야지 하면서 가능한 적게 자고 많은 일을 하려고 하는 사람들이 종종 있는데, 그것은 지혜로운 삶이 아니다. 정신이 맑은 상태에서 효율적인 삶을 살기 위해서는 충분한 수면이 반드시 필요하다.

● 브레인푸드 : 뇌 건강을 위해 절대 섭취하지 말아야 하는 먹거리 중 첫 번째는 트랜스지방이다. 인스턴트식품, 가공식품에는 대부분 트랜스지방이 들어 있다.

포화지방이 많이 들어 있는 음식은 삼가야 한다. 이 포화지방은 염증을 일으키는 원인이기 때문에 섭취하지 말아야 한다.

111

하루 120kcal 이하를 섭취해야 하는데, 절대 가공육 섭취를 삼가고 가능한 유기농으로 섭취해야 한다.

콜레스테롤 함량이 높은 음식인 육가공식품, 라면, 인스턴트식품 등은 섭취하지 말아야 한다.

충분한 비타민, 미네랄이 공급되지 않으면 폭력행위가 증가하고, 짜증나고, 삶에 불만이 많아지게 된다. 그래서 충분한 영양공급을 해주면 폭력행위도 눈에 띄게 줄어들고 만사에 예민하게 반응하지 않게 된다.

뇌 건강에 도움이 되는 오메가3, 커큐민, 유산균, 식이섬유, 미네랄(칼슘, 아연 등)을 섭취하고 의식의 수준을 끌어올리는 말과 행동이 나오도록 스스로 노력해야 한다.

우리 몸과 뇌가 원하는 음식을 섭취해야 한다.

항상 감사한 마음, 욕심 부리지 않고 남을 배려하려는 마음, 나보다 남을 낮게 여기는 마음, 힘든 일은 내가 하려고 하는 겸손한 자세, 좋은 언어를 사용하려는 노력, 애들에게는 존댓말을 하도록 하는 교육이 반드시 필요하다.

애들은 존댓말을 하도록 해야 전두엽이 빨리 발달하게 된다. 전두엽이 발달되어야 의식의 수준이 빨리 올라가게 된다.

Chapter 12

정신건강

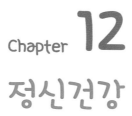

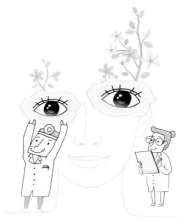

상담할수록 약의 가지 수는 늘어난다.

어떤 사람이 어떠한 일로 낙담한 상태에 오랫동안 노출되어 몸이 안 좋아지는 상태가 되어 결단을 하고 정신과를 찾아갔는데, 불행히도 의사에게 증상을 이야기할수록 약의 처방 가지 수가 점점 늘어나 그 결과 걷잡을 수 없는 상황에 처하게 되는 경우가 있다는 것이다.

기억이 사라지고 자신감을 잃어가게 되고 대인기피증상이 나타나기도 하는 상태가 되었다. 문제는 의사마다 진단 결과가 다르게 나온다는 것이 이상하다.

현대인들은 앞으로 지속적인 정신건강에 문제가 있는 사람들이 많이 발생될 것이고, 이 문제가 줄어들지는 않을 것이다.

이제부터는 정신건강 측면을 재정립하고 근본적으로 해결될 수 있도록 정부 의료기관에서 많은 노력을 해야 할 것이다.

 정신문제 전문가 꼭 필요할까?

현대사회에서는 정신적인 측면을 많이 다루고자 하여 마음수련을 하는 곳도 등장을 하고 있다.

상담을 통해 마음의 문제, 정신적인 측면의 문제를 해결하고자 하는 것이다. 힘들거나 외로울 때 누군가가 자신의 이야기를 들어주는 사람이 있다면 어느 정도의 치유는 가능해질 것이다. 하지만 이런 상담을 통해서 대부분의 문제를 해결하기는 어렵다.

상담을 해주는 사람이 선의를 갖고 있을지라도 사회적인 측면에서는 다른 결과를 초래할 수도 있다는 것이다. 상담을 하는 사람들에게 기본적인 툴을 갖춰놓고 이런 물음에는 이런 식으로 답을 해주라는 경우가 있다.

상담자는 말하는 내용에 대해 관심을 두면 안 되고, 상담을 원하는 의뢰인이 무엇을 말하든 경청하고 그것에 대해 공감을 나타내야 한다. 하지만 많은 상담자는 정답을 찾아 주려고 한다는 것이 문제가 될 수 있다고 본다.

정신적인 문제의 치유는 일상생활에서 인간관계의 관계성이나 서

114

로 관계를 맺음으로써 자연스럽게 이루어지도록 하는 것이 가장 현명한 방법이다.

> 누군가가 하는 말을 가만히 듣는 것은 인간이 할 수 있는 가장 심오한 행동이다.
>
> - 윌리엄 유리

경청은 사람의 실재감, 존재감을 올리는 결정적인 요소이다. 우리에게 들리는 말을 진정으로 이해하고자 하는 마음이 없을 때는 진정한 경청도 불가능하다고 한다. 경청은 결코 쉬운 일이 아니지만 상대방으로부터 신뢰를 얻을 수 있는 가장 좋은 방법이다. 독립적인 개인에서, 자신의 협력자로 바라보게 만들 수 있는 중요한 역할을 하게 되는 것이다.

마음수련이나 정신상담자에게만 맡겨지는 사회는 오히려 더 많은 문제점들을 야기할 수도 있다는 것이다.

어떤 사건, 사고가 발생하게 되면 정신치료가 필요하다고 하거나 거의 대부분의 문제를 개인적인 차원의 문제로 되돌리고자 하는 경우가 많다.

상담자나 심리검사로 인해 상대방의 마음을 조작하려고 해서는 안 된다.

교육 현장이나 교육적인 부분에서 이런 문제를 해결하기 위해 많은 역할을 수행하고 있지만, 문제는 문제의 본질을 은폐하는 것도 있다는 것을 많은 사람들이 염려하고 있다는 것이다.

이런 부분에 대해서는 많은 논란이 일어날 수 있을 것이다. 물론 장단점을 공유하고 있기 때문이다.

일본의 학자가 제시하는 해결책은 '왕년의 공동체'로 회귀하는 것이라고 얘기하고 있다.

공동체를 회복하는 것, 현대의 개개인의 생활, 흔히 말하는 혼밥, 혼술, 이런 것들을 그냥 당연히 하는 사회이기보다는 공동체를 회복하는 것이 좋은 방법일 것이다.

혼자 식사를 하면서 얼마나 충분한 영양을 공급할 수 있을 것인가? 대충 때우는 식습관으로, 많은 영양부족으로 정신적인 문제가 더 많이 발생하는 시대에 접어들게 된 것이다.

정신적인 문제의 원인 스트레스

스트레스가 인체에 미치는 메커니즘에 대해서는 앞에서 설명을 했다.

정신적인 문제를 일으키는 원인은 주위의 관심의 정도인 듯하다. 주위사람들에게 관심을 얻지 못하는 것이 큰 원인이 되기도 한다. 조금의 배려와 관심이 필요한 시대이다.

육체적인 문제와 정신의 문제를 이어주는 유용한 개념이 스트레스이다.

현대사회에서는 스트레스에 맞서 싸워서 이겨내는 강한 사람을 뛰어난 사람이라고 평가한다. 하지만 사람은 눈을 뜨면 스트레스다.

결론적으로 모든 것이 스트레스이다. 서비스업에 종사하는 사람들은 기분이 좋지 않아도 친절하게 응대해야 한다는 것도 스트레스이고, 좋지 않는 환경에 있는 것도 스트레스, 괴롭힘을 당해도 스트레스, 아무튼 모든 것이 스트레스이기 때문에 스트레스에 대응할 수 있는 상태로 만드는 것이 건강의 길로 가는 것이다.

사람은 적당한 스트레스로 감정적인 기복이 어느 정도 있는 상태로 살아야 한다. 그래야 좋은 것도 알고, 슬픈 것도 알고, 이로 인해 정말 인간다운 삶을 살게 된다고 본다. 조금만 이상이 있어도 약을 처방받아 감정의 흔들림이 없는 상태가 되도록 만든다는 것은 인간 로봇이 아닐까 싶다.

스트레스에 잘 대처하면서 잘 견뎌내는 삶, 건강한 삶으로 삶의 질을 높이기 위해 노력하는 것, 어떠한 환경이나 상황에 잘 적응하여 자기 자신을 잘 경영하는 것은 공동체라는 기반에서 비롯되기 때문에 무조건 개개인의 능력만 존중하는 그런 능력 배양을 위해 경쟁을 유도하는 것은 자재해야 하지 않을까 라는 생각을 해보게 된다.

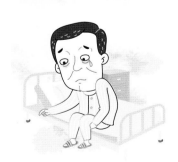

같은 연령대에 같은 환경에 근무하는 사람 중 스트레스를 어떻게 관리하느냐에 따라 NK세포 활성도에 많은 차이가 나타난다.

현재 정신치료제로 많은 약이 나오고 있는데, 어느 누구나 약은 불안정한 상태에 있는 사람에게 처방을 한다.

약을 복용하면 일시적으로 침착해지고 증상이 완화되지만 이것은 근본적인 원인이 되는 주위 환경이나 상황이 해결되는 것이 아니라 증상만 억제하는 임시방편일 수밖에 없다.

인간은 항상 즐겁게 웃으면서 일할 수만은 없다. 그것은 로봇만 가능한 일이다. 뇌에 작용하는 약은 인간을 감정의 변화를 모르게 하는 인간로봇으로 만들어 가는 과정일 수도 있을 것이다.

어떠한 삶이 인간다운 삶인가를 한 번 되돌아봐야 하지 않을까 싶다.

식생활의 개선 및 환경의 개선, 뇌에 필요한 충분한 영양, 미네랄의 공급으로 정신건강을 유도할 수 있도록 하여 어떠한 삶을 살아야 할 것인지 삶의 목표를 정해 그 방향으로 나가는 것이 최고의 삶이라 생각해 본다.

 호흡

신체와 정신의 개입 효과는 일상생활에서도 가능하다. 순간에 집중하는 데 필요한 도구는 우리 몸에 이미 내재되어 있기 때문이다. 이 강력한 도구 중 하나가 호흡이다.

우리 삶에 개입하는 것들 중 대부분 두 가지에 초점이 맞춰져 있는데, 이는 '도망갈 것인가? 아니면 싸울 것인가?'이다.

스트레스 반응에 작용하는 것은 교감신경계이고, 휴식에 작용하는 것은 부교감신경계이다.

부교감신경계의 핵심 요소는 미주신경이다. 미주신경은 뇌간과 심장과 폐 사이에서 감각 정보를 전달하는 뇌신경이다.

미주신경이 움직일 때, 심장에 속도를 늦추라는 신호를 보내고, 폐에는 더욱 깊은 호흡을 하라는 신호를 보내 평안한 상태에 들어가도록 한다. 하지만 몸이 스트레스에 반응을 하여 교감신경계가 우세해지는 도망과 싸움의 반응을 촉발하는 상황이 되면 미주신경의 작동은 멈추게 된다.

스트레스나 경계의 반응이 일어나 아드레날린을 필요로 하는 상태가 되면 미주신경의 활성화는 줄어들고 휴식을 취할 때는 미주신경이 활성화된다.

미주신경 섬유의 80%는 몸에서 뇌로 향하는 구심성의 특성이 있다. 이것은 자신의 각성계를 호흡이나 노래를 통해 조절이 가능하다는 것이다.

호흡에 집중을 하고 코로 빨리 숨을 들어 마시고 입으로 천천히 내쉬면 부교감신경계가 자극을 받아 혈압이 내려가고 마음이 안정된 상태가 된다. 이 방법은 감정조절능력이 증가하고, 우울증 감소에도 도움이 된다. 충동적인 행동이 줄어들고 중독 관리 능력도 개선된다.

호흡이 우리에게 주는 효과를 어느 곳에서나 누릴 수 있다는 것이 장점이다. 건강한 삶을 위해 호흡하는 방식을 바꿔 수시로 해본다면 몸과 정신의 상태를 바꿀 수 있다.

호흡을 주관하는 장기는 폐다. 호흡이 없이는 말을 할 수 없다. 상대의 언어와 말에 호흡의 횟수가 달라진다.

폐는 영과 관련되어 있다. 결국 호흡과 말, 영 이것은 밀접한 관련이 있다. 입에서 나오는 말과 언어는 그 사람의 영의 상태를 알 수 있다. 긍정의 언어, 긍정의 말을 하도록 노력해야 한다.

폐는 장과 밀접한 관계가 있고, 결국 장의 건강이 뇌의 건강과 연관이 있다. 어떤 음식이 들어오느냐에 따라 정신건강과도 밀접한 관계가 있다는 것이다. 정신건강을 위해서는 식습관부터 바꿔야 한다.

그리고 감사, 사랑의 마음을 갖고 행동으로 옮기는 노력이 필요하다.

다음 장에서는 건강상식 바로잡기 방송분 몇 가지를 소개하고 자연치유력을 향상시키기 위해 건강관리 시 나타날 수 있는 호전반응에 대해 언급하고 마무리하고자 한다.

Chapter 13
건강상식 바로잡기

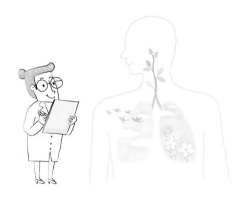

장수를 위한 착한 호르몬 - 아디포넥틴

백세시대 젊음을 유지하면서 삶의 질을 높이고 건강하게 살 수 있을 것인가?

슈퍼장수 노인들은 생기발랄하고 즐겁게 사는 생활습관이 있다.

식사와 운동, 인간관계, 스트레스를 잘 해소하고 쌓이지 않도록 하는 생활습관과 마음가짐 등은 건강하게 살면서 삶의 질을 높이는 지혜이다.

'착한 호르몬'이라고 하는 아디포넥틴은 생활습관병이 널리 퍼져 있는 현대사회를 구원할 구세주라 할 수 있는데, 현대인들에게 꼭 필요한 호르몬인 아디포넥틴 호르몬에 대해 알아보자.

착한 호르몬이라고 하는 아디포넥틴은 무엇인가?

● 아디포넥틴은 지방세포에서 분비되는 호르몬인데, 대사증후군이나, 동맥경화 등 생활습관병의 대책은 물론, 현대인의 사망 원인 중 다수를 차지하는 암에 대해서도 그 증식을 억제하는 예방 효과를 얻을 수 있는 착한 호르몬이다.

 아디포넥틴의 주요 작용은 어떤 것들이 있을까?

● 여러 가지 작용을 가지고 있지만 요즘 들어 가장 주목받고 있는 것이 혈관을 회복시켜 동맥경화를 막는 작용이다.

우리 몸의 혈관은 당이나 지질, 유해물질 등으로 인해 손상되고 있고, 이런 손상으로 콜레스테롤이 쉽게 들어붙게 되며, 혈관 벽에

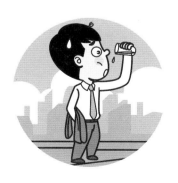 쌓여 혈관을 막히게 함으로써 동맥경화나 고혈압, 심근경색이나 뇌경색의 원인이 되는데, 아디포넥틴에는 혈관 속 상처를 회복하는 작용이 있고, 인슐린 기능강화 작용으로 생활습관에서 오는 제2형 당뇨병 등에 대한 효과적인 예방과 치료 작용이 있다.

이 착한 호르몬은 지방세포에서 분비되는 호르몬인데 내장지방
이 많은 것과 연관관계가 있을까?

● 내장지방에서는 호르몬을 포함한 여러 가지 생리 활성물질이
분비되는데 그중에는 나쁜 물질도 많이 있고, 내장지방은 혈액
속에서 지방을 유리시켜 지방의 양을 늘리기 때문에 지질 이상
의 원인이 되기도 한다.

아디포넥틴은 지방세포에서 분비되기 때문에 지방의 양이 많을
수록 아디포넥틴 양도 많아질 것이라고 생각하기 쉽지만 실제로는
비만일수록 분비량이 저하되며, 같은 지방이라 하더라도 피하지방
이 아니라 내장지방이 많을 경우 분비량이 현저히 줄어들게 된다.
　정상적인 크기의 지방세포에서는 착한 아디포넥틴이 많이 분비
된다.

 아디포넥틴은 장수유전자와 깊은 관련이 있을까?

● 아디포넥틴 양을 인위적으로 늘릴 수 있지만, 원래부터 장수하
는 집안인 사람도 있다. 장수 유전자를 가지고 태어났거나 그런
성질을 발휘하기 쉬운 상태인 사람이라고 할 수 있다.

장수 및 노화와 관련된 유전자가 50~100개 정도 발견되었는데 그 중에서도 주목받는 것이 'Sir2유전자'이다. 시트루인 유전자 중 하나인 Sir2유전자는 누구든지 가지고 있다.

단 이 유전자가 온(on) 상태인지 여부, 활성화된 상태인지 여부에 따라 유전자의 혜택을 받을 수 있을지 없을지가 결정되는 것이다.

장수유전자인 Sir2유전자를 'on' 활성화된 상태로 유지하기 위해서는 어떻게 해야 할까?

● 장수유전자를 온(on) 상태로 만드는 데 필요한 것은 칼로리 제한이다.

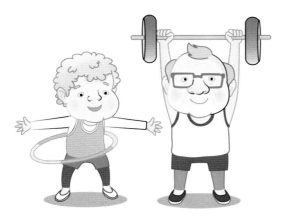

옛날부터 전해져 내려오는 '먹을 때는 80% 정도' 한 숟가락 더 먹고 싶을 때 숟가락을 놔라는 섭생법이 이치에 맞는 말이 된 것이다.

그리고 적당한 운동, 항산화 작용이 있는 음식을 섭취하는 것이다.

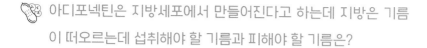 아디포넥틴은 지방세포에서 만들어진다고 하는데 지방은 기름
이 떠오르는데 섭취해야 할 기름과 피해야 할 기름은?

● 기름은 몸의 세포막을 조절하는 데에 있어 없어서는 안 될 정도
로 꼭 필요한 물질이다.

그 밖에 영양소나 노화 물질의 대사, 여러 가지 정보 전달, 호르
몬형 물질인 오타코이드의 재료로서 중요한 역할을 담당하고 있다.

오메가3 계통 기름에는 알파 리놀렌산(들기름, 아마씨기름)이나 생선
에 많은 EPA, DHA 등이 있는데 동맥경화 예방에 효과적이다.

오메가6 계통은 대두 계통 기름으로 리놀산(홍화씨기름, 콩기름, 참기
름) 등이 있는데, 적당하게 섭취하면 전반적으로 콜레스테롤을 억제
하는 효과가 있으며, 오메가6 계통의 불포화지방산인 아라키돈산
은 세포염증, 즉 노화를 촉진시키는데 패스트푸드, 인스턴트식품,
마가린 등은 오메가6 계통이 많으므로 너무 많이 먹지 않도록 주의
가 필요하다.

오메가9 계통의 기름이 올레인산(올리브오일, 아보카도 오일 등)인데 몸
에 해로운 LDL콜레스테롤을 줄이고 몸에 좋은 HDL콜레스테롤을
늘려준다.

125

아디포넥틴 분비를 증가시키는 음식에는 어떤 것들이 있을까?

● 코코넛오일은 활성산소를 해롭지 않게 만드는 기능도 갖고 있어 건강과 노화 방지에 효과가 있다.

그리고 대두단백질에 아디포넥틴의 혈중 농도를 높이는 효과가 있다.

콩 제품에는 두부, 낫토, 두유, 콩가루 등이 있는데 특히 대두단백질을 풍부하게 함유하고 있는 것이 두부이다.

그리고 마그네슘이 아디포네틴 분비를 도와준다.

마그네슘이 부족하면 고혈압, 당뇨병, 부정맥, 경련을 일으킬 수 있다.

두부에 마그네슘이 많이 함유되어 있고, 건강차로 인기를 끌고 있는 두충차가 마그네슘 섭취에 효과적이다.

마그네슘이 많이 함유된 식품은 두부, 아몬드, 바나나, 아욱, 톳, 우엉, 호박씨, 미역, 다시마, 녹황색채소, 울금, 두충차 등이다.

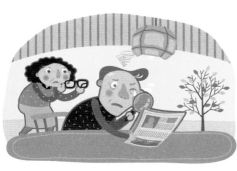

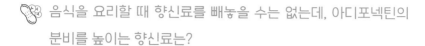 음식을 요리할 때 향신료를 빼놓을 수는 없는데, 아디포넥틴의
분비를 높이는 향신료는?

● 생강에는 진저롤이나 쇼가올이라는 매운 성분이 들어 있는데,
진저롤은 혈액 흐름을 좋아지게 해 대사를 활성화시키고, 지방
세포가 비대해지는 것을 막는 기능도 있는데, 요리에 생강을 사
용함으로써 아디포네틴 작용을 도와주게 된다.

붉은 고추, 울금

봄 울금(강황), 가을 울금(심황), 보라색 울금(아출) 등의 종류가 있는데
커큐민 성분을 포함하고 있어 알츠하이머 예방에 효과가 있고, 또한
울금에는 검은 울금이라는 종류도 있는데 마그네슘을 풍부하게 함
유하고 있기 때문에 아디포넥틴은 늘리는 효과가 있다.

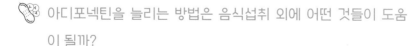 아디포넥틴을 늘리는 방법은 음식섭취 외에 어떤 것들이 도움
이 될까?

● 지방연소 효과가 있는 아디포넥틴을 늘리려면 내장지방을 줄
여야 한다.

식사관리만이 아니라 운동도 중요하다. 운동은 습관화시키는 것이 중요하므로 즐겁게 할 수 있는 운동, 일상생활에서 무리하지 않고 할 수 있는 운동을 선택하는 것이 좋다.

운동을 할 때는 심박 수가 지나치게 올라가지 않도록 하는 것에 유의하고, 심박 수가 지나치게 올라가면 조금 쉬면서 조절해야 한다.

통풍

소리 없이 찾아오는 극심한 고통. 아무런 징후 없이 진행되다 격렬한 통증을 일으키는 통풍이 매년 발병률이 높아지는데 통풍에 대한 진단과 치료법, 예방을 위한 생활수칙을 잘 지킴으로써 예방과 치유가 가능하다.

 '통풍'이란?

● 통풍은 혈액 속에 요산이라는 물질이 과도하게 축적되어 발생하는 생활습관병이다. "바람만 불어도 아프다."라는 특징에서 유래되었는데, 통풍 발작이 일어나면 그 통증이 말할 수 없을 만큼 고통스럽고 조그만 자극에도 민감하게 반응한다.

통풍은 주로 엄지발가락 주변 관절에 생기는데, 한창 왕성하게 일할 나이인 30~40대 남성에게 주로 발병하며 통풍 발작이나 통풍 결절과 같은 증상을 일으키게 된다.

 요산이라는 물질이 과도하게 축적되어 발생되는데 주요 원인은?

● 요산을 만드는 푸린체를 많이 함유한 음식의 과잉 섭취, 과음, 외과적 수술로 인한 외상, 그리고 갑작스런 운동, 땀을 많이 흘리는 과도한 운동 등이 통풍 발작을 유발하게 된다.

 우리는 막연히 운동은 건강에 좋다고 하는데 운동이 통풍에 영향을 미칠까?

● 일반적으로 운동은 건강에 좋다. 하지만 통풍에 있어서만큼은 예외이다.

몸을 움직이면 땀을 흘리는데, 이때 체내의 수분이 줄어들면서 몸 안의 요산 농도가 짙어지게 된다.

또한 운동하는 데 필요한 에너지를 만드는 세포를 급격히 연소시키는 과정에서 요산의 주재료가 되는 푸린체가 다량으로 생성되기 때문에 운동할수록 통풍 발작이 생길 위험이 높아지는 것이다.

그럼 통풍환자는 운동을 어느 정도 해야 할까?

● '격렬한 운동을 하지 않으면 괜찮겠지.' 라고 생각할 수도 있겠
지만 사람마다 적절한 운동의 강도는 천차만별이다.

지금까지 운동하는 습관이 없던 사람이 갑자기 운동을 시작하면
가벼운 운동이라도 커다란 부담이 될 수 있기 때문에 마음대로 운동
량과 강도를 정해서는 안 되며, 통풍 발작의 메커니즘과 운동의 위
험성을 정확히 숙지한 뒤에 전문가의 지도에 따라 본인에 맞는 운
동을 해야 한다.

 통풍이 무서운 병으로 알려져 있지만 진정 통풍이 무서운 이유
는 심각한 합병증 때문이라 하는데 어떠한 합병증이 나타날 수
있을까?

● 생활습관병인 통풍, 고요산혈증은 합병증이 유발하지 않도록
유의해야 하는데, 비만, 고혈압, 고혈당, 고지혈증, 허혈성심장
질환, 뇌혈관장애, 요로결석, 신부전증 등을 유발할 수 있다.

생활습관의 개선만으로 통풍이 좋아질 수 있을까?

● 통풍 고요산혈증 치료에서 무엇보다도 중요한 것은 바로 생활
  습관의 개선이다. 실제로 요산치가 높은 사람의 대부분이 비만,
  고혈압, 고혈당, 고지혈증 등 생활습관병이 합병증으로 발병하
  기 때문에 생활습관을 개선하면 치료효과는 높다.

 생활습관의 개선을 위해 어떻게 해야 할까?

● 통풍환자가 무엇보다 주의해야 할 사항은 합병증을 예방하는
  것이다. 이를 위해 생활습관을 재검토하고 요산수치를 낮추려
  는 노력이 필요하다.

  생활습관 개선을 위한 핵심 포인트는 비만인 사람은 체중을 줄
인다.
  육류, 유제품, 인스턴트식품, 튀김류, 과음, 음료수, 사탕 등 과당
의 섭취를 제한한다.
  푸린체에 대한 올바른 정보를 습득하고, 따뜻한 물을 수시로 많이
섭취하고 자신에게 맞는 적당한 운동을 하고 스트레스 해소법을 찾
아 생활하도록 해야 한다.

푸린체를 많이 함유한 음식은 통풍의 원인이 되는데, 푸린체를 함유한 식품은 어떤 것들이 있나?

● 푸린체는 필요 이상으로 제한하지 않아도 되지만, 통풍 고요산혈증 환자가 주의해야 하는 식품 중에서 큰 비중을 차지한다.

중요한 것은 푸린체의 제한도 중요하지만 그보다는 총 칼로리 제한이 필요하다.

푸린체를 다량으로 함유한 식품들은 닭 간, 다시마, 말린 새우, 말린 멸치, 맥주 효모, 가다랑어포, 말린 꽁치, 정어리, 돼지 간, 소 간, 파슬리, 정어리, 대하 등으로 1일 푸린체 섭취량을 400mg까지로 정하고 있는데, 푸린체를 다량으로 함유한 음식만 제한한다면 누구나 실천 가능하다.

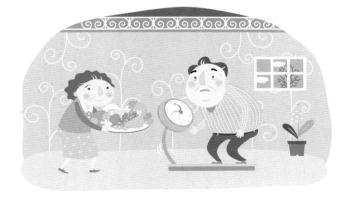

요리방법으로 푸린체의 양을 줄일 수 있을까?

● 푸린체는 동·식물에 대부분 함유되어 있기 때문에 엄격히 제한
하는 것은 현실적으로 불가능하다.

음식을 통해 몸에 들어오는 푸린체는 20~25%에 불과하고, 나머
지 75~80%는 체내에서 생성되기 때문에, 체내 요산량은 크게 영향
을 받지는 않는다.

푸린체는 열에 강한 성질이 있어 불에 굽거나 볶아도 그 양이 변하
지 않는 반면, 물에 잘 녹기 때문에 삶거나 끓이면 양을 줄일 수 있다.

찜 요리나 탕 요리 등 국물이 있는 요리를 먹는다면 푸린체가 물
에 녹아 국물 안으로 스며들기 때문에 건더기만 먹고 국물은 자제
하는 것이 좋다.

133

● 일병식재라는 말이 있다. 이는 "하나의 병을 가진 사람이 그 병
을 다스리려고 절제된 생활을 하는 덕에 다른 재앙도 막게 된
다."는 뜻이다. 100세 시대에 접어들었기 때문에 생활습관의 개
선을 통해 건강한 몸으로 남은 삶을 축복된 삶으로 살아가는 것
이 삶의 질을 높여 건강한 삶에 한 발짝 다가서는 길이라 생각
한다.

아토피

아토피 피부염은 대표적인 알레르기성 피부질환으로 알레르기성
비염, 천식이 동반되기도 하며 피부가 유난히 건조해지면서 독특한
피부 발진이 나타나게 된다.

아토피란 무엇인가?

아토피란 용어는 선천적으로 음식물과 흡입성 물질에 대한 알레
르기 반응의 결과로 피부염이나 천식, 고초열이 나타나는 경향을 말
하며, '비정상적인 반응, 기묘한, 뜻을 알 수 없다'라는 의미를 지니고
있는데, 객관적으로 명확히 증명된 원인이 없기 때문이다.

아토피의 증상?

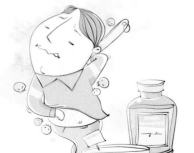

아토피 피부염의 1차적 주된 증상은
가려움증이다. 일정한 주기 없이 자주 나
타나며 긁다 보면 피부가 손상되고 그러
다 보면 당연히 2차 감염이 생기게 되는
악순환이 반복되고, 심해지면 코끼리 피
부처럼 두껍고 딱딱하게 변하는 현상이
일어나는데 이는 가려움증을 더욱 심화
시키는 결과가 발생하게 된다.

아토피로 인해 동반되어 나타나는 증상도 있을까?

아토피가 심한 환자는 대체로 약 10% 범주에서 백내장이 발생하기도 하는데 통상 15~25세 사이의 연령층에서 나타난다. 또한 만성 알레르기성 두드러기 일종인 백색 피부묘기증, 피부가 건조해 물고기의 비늘처럼 생기는 어린선과 피부에 있는 모공에 아주 작은 각질전이 형성되는 모공성 각화증이 나타나기도 한다.

본인이 스스로 아토피를 진단할 수 있는 체크리스트가 있을까?

● 아토피(천식, 알레르기성 비염, 아토피 피부염)의 개인 및 가족력

● 피부가 심하게 가렵다.

● 특정 부위에 붉은 습진과 같은 발진이 나타난다.

● 만성 혹은 만성재발성 피부염이 있거나 피부 건조증, 손발에 이유 없이 습진이 생기거나 입술과 입가가 잘 갈라지고 염증이 생긴다.

● 잦은 결막염으로 눈이 충혈되고 가렵다.

● 땀을 흘리면 가렵다.

● 특정 음식물에 대한 알레르기 반응이 있다.

● 피부를 긁으면 그 자리가 하얗게 부풀어 오른다.

이런 증상이 자주 나타나면 아토피 질환일 수 있는 확률이 높아진다.

아토피를 일으키는 최대 원인은 무엇일까요?

그 원인은 오일과 남아도는 단백질, 백혈구의 하나인 임파구 Th1 세포에 대한 Th2세포 우위로 나타나는 경우, Th1세포와 Th2세포는 면역 전체의 밸런스를 유지시키기 위해 각각 다른 사이토카인을 내서 서로 견제를 하는데 Th2가 증가하면 알레르기, 천식, 아토피 등을 악화시키게 되는데 이 두 가지가 가장 중요한 원인이라 할 수 있다.

오일의 문제가 최대 원인이라 했는데 구체적인 설명은?

특히 식물성 오일에 포함되어 있는 리놀산에서 대사된 아라키드산이 세포막을 구성하고 있는 인지질에 과하게 축적되어 악영향을 끼치는 것이 원인이다. 그러므로 기본적인 유전자 레벨에서 일어나는 것이 아니기 때문에 빠른 기간 내에 원래의 상태로 복귀시킬 수 있다.

상황을 어렵게 만드는 원인은 극단의 안티 스테로이드를 주장하는 것과 영양학적 지식이 없는 상태에서 접근하면 치료가 쉽지 않다. 영양학을 제대로 몰라 어설프게 현미식을 권하는데, 다른 병에는 현미식이 좋을 수 있지만 아토피에는 금물이다.

식물성 오일의 리놀산이 원인이 많은 것 같은데 구체적으로 어떤 오일인가?

리놀산은 홍화유, 해바라기유, 대두유, 옥수수유, 면실유, 참기름, 낙화생유, 쌀겨유, 밀배아유, 달맞이꽃유, 그레이프 시드 오일 등 식물성 오일에 포함되어 있는 불포화지방산이다.

리놀산이 콜레스테롤을 떨어트려 건강에 좋다고 하자 사람들이 이것을 필요량의 10배 이상 대량으로 섭취하게 되면서 문제가 발생하게 된 것이다.

아토피 피부염을 치료하는 데 가장 중요한 것은 무엇일까?

세포막에 과다하게 축적된 아라키돈산을 없애기 위해서는 오메가3의 오일을 늘리고 오메가6 오일을 줄이는 것이다. 또한 육식에 의한 과다한 단백질의 섭취와 서구화된 식습관을 개선해야 한다. 동물성의 소, 돼지, 닭 등의 고기에는 아라키돈산이 많이 포함되어 있으므로 가능한 먹지 않는 것이 좋다.

아토피 환자에게 빠른 치료를 위한 필요한 식품은 어떤 것이 있을까?

우선 식사를 가능한 한 야채나 과일이 많은 것으로 바꾸고 육류의 고단백질은 피해야 한다. 리놀산이 많은 오일은 요리에 사용하지 않고, 기름에 볶는 것보다는 맹물에 익혀서 먹는 것이 좋다. 육류가 먹고 싶다면 생선을 섭취하는 것이 좋다. 오일 중 아마씨유는 @리놀렌산이 많이 함유되어 있기 때문에 분말로 만들어 샐러드와 함께 섭취하면 많은 도움이 된다. 또 한 가지 장의 활동을 개선시키는 것이 매우 중요하기 때문에 유산균을 많이 섭취하도록 하고 비타민C, E, B, B12 등과 효소를 많이 섭취하면 아토피 개선에 빠른 효과를 기대할 수 있다.

아토피 환자들이 평소에 섭취하지 않아야 할 먹거리들이 있다면?

마가린이 버터보다 건강에 좋다고 믿고 있는 분들이 많은데 마가린은 세포막을 약화시키거나 유해물질의 세포 내 침입을 용이하게 만들어 버리기 때문에 독일에서는 이미 사용이 금지되어 있다. 초콜릿은 항산화작용이 있어 초콜릿 건강법도 있지만 아토피 환자는 안 되며, 우유는 아토피의 적이다. 아시아의 많은 사람들은 유당불내증으로 장내활동을 저해시킬 수 있으므로 섭취하지 않아야 한다. 그리고 글루텐이 많이 함유된 밀가루 음식, 달걀, 설탕, 인스턴트카레, 월견초, 달맞이꽃, 음주와 흡연을 필히 삼가야 한다.

먹고 싶은 것을 못 먹어서 스트레스가 많아 더 좋아지지 않는 경우는 없을까?

음식 때문에 지나치게 스트레스를 받는 것은 치료에 큰 도움이 되지 않는다. 크게 고민하지 않아도 쉽게 실천할 수 있는 것으로 먼저 환자가 평소 먹기 싫어하고 거부반응을 보였던 음식은 그 음식이 아토피에 매우 좋다 하더라도 약이 아닌 이상 애써 환자 본인이 싫어하면 먹지 않는 것이 좋다. 가장 기본적으로 아토피를 앓다 보면 모든 병 치료에 도움이 안 되는 고단백, 고지방, 고칼로리 음식과 인스턴트식품을 회피하는 것은 습관이 되었을 것이다. 찬 성질의 음식은 가능한 피해주고 적어도 아토피 치료가 될 때까지는 음식에 신경 쓰는 본인의 노력이 필요하다.

비염

환절기나 기온이 떨어지는 날이면 어김없이 찾아오는 알레르기성 비염, 치료도 제대로 되지 않고 수시로 재발되는 것 때문에 일상생활에 상당한 불편함을 가지고 생활하는 분들이 많다. 비염에 대한 정확한 이해와 예방·치유 방법에 대해 알아보자.

비염이 발병하면 어떤 증상이 나타나는가?

비염 또는 축농증을 앓고 있는 사람들이 공통적으로 호소하는 고통의 증상은 콧물, 코막힘, 재채기, 불면증 등의 증상이고, 증세가 악화되면 두통이나 불면증으로 이어져 일상생활이 힘들어지고 집중력도 저하되는데, 이유는 코로 숨 쉬는 것이 불편해지면서 구강호흡을 하기 때문이다.

비염이 심할 때는 약을 복용하면 괜찮아졌다가 또 재발을 자주 하는데 방치하면 어떻게 되나?

비염을 계속 방치하면 구취, 구내염, 두통 등으로 번지고, 구강호흡으로 인해 몸속에 산소 공급이 원활하지 않기 때문에 체력이 저하되면서 잦은 피로감과 무기력감에 시달리게 되고, 특히 성장기에 있는 아이들이 비염에 노출되면 예정된 성장보다 평균 5cm가 덜 자라고 학습장애를 초래하여 평균 성적도 떨어지게 된다.

139

그러므로 비염은 단순히 코만의 문제로 그치는 것이 아니라 심신의 피로와 면역력 저하로 이어져 추가 병증이 나타날 수 있기 때문에 병증이 커지기 전에 치료를 받는 것이 좋다.

비염은 정말 치료하기 어려운 난치성 질환일까?

비염이 치료되지 않는 이유는 비염은 염증이 아니기 때문이다.

현대의학적 측면에서 보면 염증으로 인한 것이라면 소염제로 낫지 않는 것은 아무것도 없다.

비염에 걸린 점막을 살펴보면 바이러스나 세균에 감염된 1~2%의 경우를 제외하곤 모두 염증을 확인할 증거가 없다.

염증의 4대 요인은 염증이 걸린 점막 혹은 피부는 붓고 붉어지고 열이 나고 통증이 생기는 것으로, 비염이나 축농증에 걸린 비강 점막은 이런 염증의 4대 요인에 전혀 해당되지 않는다. 염증이 아니라는 증거다. 그래서 소염제로 치료되지 않기 때문에 난치성 질환에 해당하는 것이다.

동서양의학의 관점에서 비염의 원인은 무엇으로 보고 있나?

서양의학에서는 알레르기성 비염의 원인을 진드기나 곰팡이, 집먼지, 짐승 털 등이 항원이라 생각하여, 기생충 감염과 알레르기 질환 등의 다양한 염증 질환의 병태생리에 관여하는 것으로 알려진 혈청검사, 효소검사 등으로 알레르기 유무를 확인하고 있다.

한방의 경우도 비염의 원인을 비강 점막의 항온항습 기능 이상으로 보지 않고 주로 폐나, 비장 혹은 신장의 약화, 면역력의 저하로 보고 주로 폐를 비롯한 오장의 기능을 도와주고 코를 뚫어주는 데 주안점을 두고 치료를 시도하고 있다.

차고 건조한 외부 공기가 비강 점막의 온도와 습도 조절 기능을 지속적으로 방해하여 비염이 되었다고 보는 것이 콧병에 대한 한의학의 거시적인 시각으로, 서양의학에서 바이러스, 곰팡이, 세균에서 원인을 찾는 것과 차이가 있다고 볼 수 있다.

비염은 어떤 증상으로 자가진단을 할 수 있을까?

- 재채기와 기침을 자주 하고 한 번 하면 연속적으로 한다.

- 가래가 많이 생긴다.
- 맑은 콧물이 자주 흐르며 아침에 더 심하다.
- 숨을 쉴 때 코에서 자꾸 소리가 난다.
- 머리가 띵하고 두통이 자주오며 무거운 느낌을 받는다.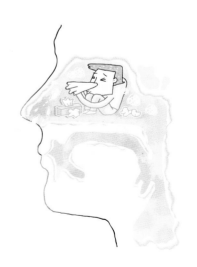
- 코가 자주 막혀서 킁킁거리게 된다.
- 눈 밑에 다크서클이 심하다.
- 코에서 악취가 나는 느낌을 받는다.
- 코, 눈, 목, 귀 주변이 자주 가렵다.

- 잘 때 입을 벌리고 자거나 코골이가 있다.
- 냄새를 잘 맡지 못한다.
- 과거 또는 현재 아토피 혹은 천식 질환을 가지고 있다.

1~2개라면 단순한 코감기 증상

- 3~5개 해당되면 비염이 진행될 가능성이 있다.
- 6~9개 해당은 비염이 이미 진행 중
- 10~12개 해당은 만성비염 또는 축농증으로 발전해 있을 가능성이 크다.

142

비염이 생기는 원인은?

코는 바깥에서 흡입되는 찬 공기를 데워주는 히터 같은 역할을 한다. 차갑고 건조한 공기가 코를 통과하면서 따뜻하고 촉촉해지는데, 이런 한열의 변화로 인해 비염이 발생하게 되는 것이다.

콧속으로 들어오는 찬 공기가 코가 공기를 데울 수 있는 한계를 넘어서게 되면서 코의 이상이 생기기 시작한다.

비강 점막이 차가워진 것을 따뜻하게 해줌으로써 비염의 문제를 해결해주는 것은 매우 단순한 치료이고, 이것이 근본적인 치료이다.

비염은 대부분 재발이 많이 되는데 어떤 경우에 재발이 되나?

온도와 습도에 과부하가 걸려 둔해진 비강 점막이 환절기의 큰 일교차에 빠르게 반응하지 못하기 때문에 대부분 환절기에 증상이 심하게 나타난다.

실제로 알레르기성 비염이 일어나는 계절은 일교차가 심한 환절기나 겨울에 주로 발생한다.

여름철에는 바깥의 기온이 어느 정도 따뜻하고 습도가 충분하기 때문에 비염을 앓지 않는 경우가 대부분이다. 그러나 요즘은 여름에도 에어컨을 사용하기 때문에 내외부의 기온차가 크고 차가운 기운이 몸으로 들어오므로 증상이 나타나는 경우가 많아지고 있다.

면역력이 좋으면 비염에 걸리지 않을까?

면역력이 좋아져야 비염이 빨리 낫는다는 것은 비염의 원인을 제대로 이해하지 못한 것이다. 면역력을 아무리 길러도 비강 점막의 항온항습 작용을 길러줄 수 없기 때문이다. 비염치료에 많이 처방하는 스테로이드는 면역억제제다.

대부분 환자들이 마지막 보루라고 생각하는 면역치료는 불행히도 비염에서는 힘을 발휘하지 못한다.

차고 건조해진 비강 점막을 따뜻하고 촉촉하게 해주어 손상된 점막을 원래대로 되돌려야 재발의 가능성이 낮아진다.

비염예방과 치료를 위해 바꿔야 할 생활습관이나 생활수칙은?

비염은 평소 생활수칙을 잘 지키면 얼마든지 예방할 수 있다. 바

143

로 코를 따뜻하고 촉촉하게 환경을 바꾸어주기만 해도 웬만한 초기 비염은 저절로 나을 수 있게 된다.

옷을 평소보다 따뜻하게 입고 방의 온도를 평소보다 3~4도 올려주는 것이 좋다.

평소 먹는 음식의 종류에는 크게 제한이 없지만 찬 음식은 피하고, 음료수, 아이스크림이나 얼음물은 절대 삼가야 한다.

열이 많은 사람이 갑자기 방안의 온도를 높이고 따뜻한 음식을 먹는 것이 힘들겠지만 반드시 지켜야 한다.

비강 점막이 유지하고자 하는 60~70%의 습도를 유지하기 위해서는 가습기는 필수이다. 실내의 습도를 잘 유지해주는 것만이 비염을 낮게 하는 생활수칙이다.

요즘 가습기가 세균도 많고 좋지 않다고 꺼려 하는 분들이 많은데 어떤가?

실험상 30평 이하 아파트의 작은 방을 기준으로 습도 60~70%의 습도를 유지하기 위해서는 젖은 수건 200장 이상이 필요하다.

가습기는 세균이나 곰팡이를 만드는 기계가 아니다. 사실 그럴 듯 하지만 가습기는 세균과 곰팡이가 생기지 않는다.

세균과 곰팡이가 번식하려면 어느 정도의 열이 나야 하는데 초음파 가습기는 물을 데워 가습하는 것이 아니라 초음파로 물을 진동시켜 수증기로 만들기 때문에 열이 발생하지 않는다.

비염, 축농증 예방과 치유를 위해 개선되어야 할 식생활이 있을까?

찬 음식은 피하고 따뜻한 음식을 섭취하고, 과일과 채소, 해조류를 많이 먹고 편식하지 않고 충분한 영양을 공급하는 것, 충분한 비타민과 미네랄 공급, 장 건강을 위한 유산균과 식이섬유를 섭취해야 한다. 그리고 과로를 피하고 체력을 보강해주는 것, 외출할 때는 마스크를 착용하여 습도를 유지해주고 코를 따뜻하게 해주는 것이 좋다.

사우나를 가면 건식 사우나보다는 습식 사우나가 좋고 반신욕이 효과적이다. 냉탕에 들어가는 것은 절대 안 된다.

'건강하게 장수하는 방법'

노화, 많은 분들이 피하고 싶어 하는데, 신체의 어떤 변화를 노화의 증상이라 볼 수 있을까?

자신도 모르는 사이에 슬금슬금 진행되다가 어느 날 거울을 보고 있을 때 또는 우연한 일을 계기로 문득 깨닫게 되는 경우가 있는데 평소에 별로 신경 쓰지 않고 지나쳤던 신체의 변화가 노화인 경우도 있다.

- 일할 의욕이 생기지 않는다.
- 좋아하던 것에 관심을 잃는다.
- 자주 우울해지거나 정신이 불안정해진다.
- 식욕이 떨어지거나 입맛이 바뀐다.
- 입 냄새가 난다.

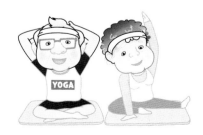

- 아저씨 냄새가 난다.
- 심계항진이나 부정맥이 있다.
- 손발이 차다.
- 운동능력이 떨어진다.
- 근력이 떨어지고 뼈가 약해진다. 이가 흔들리거나 빠진다.
- 소변을 눠도 시원하지 않다.
- 얼굴이 갑자기 달아오르거나 땀이 쏟아진다.
- 잠이 잘 안 오고 아침에 일찍 눈을 뜨게 된다.
- 고음이 들리지 않고 항상 귀 울림이 있거나 현기증이 난다.

146

노화의 신호로 볼 수 있는 증상은 이외에도 여러 가지가 있지만 쉽게 자각할 수 있는 것들을 나열하였는데, 해당하는 증상이 많을수록 노화가 진행되고 있다고 봐야 한다. 하지만 절대 비관할 필요는 없다.

모든 증상은 원인이 있기 때문에 그 원인을 제거하면 증상을 개선할 수 있다.

주변을 보면, 어떤 분은 나이보다 동안이고, 어떤 분은 노안이고, 이런 걸 보면, 노화 진행도 개인에 따라 차이가 있는 것 같은데. 그 이유가 뭘까?

염색체 끝에 있는 텔로미어가 세포분열을 할 때마다 짧아져 특정 길이 이하가 되면 더 이상 세포분열을 하지 못하고 수명이 다해 노화가 시작된다고 하는데, 병에 걸리지 않고 사고를 당하지 않고 자연스럽게 살아간다고 할 때 수명은 약 125세라고 보는데, 이러한 이론을 뒷받침해 주는 것이 바로 텔로미어 가설이다.

하지만 병에 걸리거나 사고를 당하지 않더라도 100세를 넘게 사는 사람이 적은 것은 활성산소, 단백질 당화현상, 호르몬분비의 변화 때문으로, 이 세 가지가 노화의 주된 요인으로 밝혀졌다.

활성산소가 노화의 원인 중 하나라고 하는데, 활성산소의 발생원인은 무엇인가?

스트레스나 잘못된 식생활이 계속될 경우 우리의 몸속에는 활성산소가 생기게 되는데, 이것이 세포를 공격하고 몸을 산화시키게 되고, 활성산소는 전자가 하나 부족해서 불안정한 상태이므로 다른 물질의 전자를 빼앗아 안정된 상태를 유지하려고 하는 과정에서 발생된다.

활성산소에 전자를 빼앗긴 물질이나 세포는 상처를 입거나 죽는데, 이로 인해 혈관이 손상되면 동맥경화가 일어나게 되고, 이 때문에 혈관 내부가 좁아져 혈액순환이 원활하게 되지 않아 궤양이 생기고, 협심증이나 심근경색, 뇌경색 등이 발생될 수 있다.

또 환경오염이 심각해지면서 유해금속이 몸에 쌓이고 배출이 되지 않아 문제인데, 작은 생선보다 큰 생선에 유해금속이 많이 쌓여 있다. 유해금속의 하나인 알루미늄은 알츠하이머형 치매에 나쁜 영향을 미친다.

유해금속은 활성산소를 늘리기 때문에 몸의 산화를 진행시켜 단백질의 기능장애나 호르몬 분비 이상을 일으키게 되기 때문에 주의를 해야 한다.

단백질 당화는 어떤 현상인가?

단백질 당화현상은 세포 속의 단백질과 당분이 결합해 서로 뒤얽히는 것이다. 포도당이 단백질에 달라붙는 것을 말하는데 이 때문에 단백질이 제 역할을 하지 못하고 세포의 기능까지 떨어져 노화나 질병이 진행될 수 있는 현상이다.

그럼 당분을 먹는 것을 자제하면, 노화를 피할 수 있는 걸까?

안타깝게도 이것은 적절한 해결책이 아니다.

당분은 세포가 살아가는 데 반드시 필요한 영양소이기 때문에 당화가 어느 정도 일어나는 것은 자연스런 현상이다.

단백질 당화현상을 방지하는 가장 좋은 방법은 당화가 일어나기 어려운 환경을 만들어주는 것이다.

혈당치를 급격히 상승시키는 식품을 피하고, 물을 많이 섭취해야 한다. 수분부족으로 인해 단백질의 변형이 일어나기 때문에 최적의 수분공급을 위해 노력해야 한다. 그리고 공복시간을 충분히 가져 혈당치가 낮은 시간대를 넉넉하게 확보하는 것이 가장 중요하다.

나이가 든다는 것은 곧 호르몬 분비가 달라지는 것이라고들 하는데, 노화와 호르몬은 어떤 연관성이 있나?

호르몬에 대해 제대로 알면 노화를 방지하는 데 큰 도움이 된다.

호르몬 분비량의 변화는 노화의 속도를 좌우하는 중요한 인자이다.

노화를 진행시키는 호르몬은 스트레스호르몬인 코르티솔인데, 코르티솔은 스트레스를 받으면 대량으로 분비되어 몸을 긴장상태로 유지하게 되는데, 이 호르몬이 시도 때도 없이 분비되면 근육과 뼈가 약해지고 혈압이 올라가는 등 나쁜 영향을 미치게 된다.

코르티솔이 지나치게 분비되면 젊음을 유지하는 호르몬인 DHEA나 성 호르몬의 분비가 억제된다.

또 한 가지는 인슐린인데 인슐린의 기능이 떨어져 동맥경화나 당뇨병이 생길 수 있다.

여기에 코르티솔까지 분비되면 혈당치가 더욱 상승하는 악순환이 시작되는데 이러한 이유로 인슐린은 노화를 진행시키는 호르몬이다.

따라서 케이크나 아이스크림처럼 혈당치를 급상승시키는 식품은 다이어트뿐만 아니라 젊음을 유지하기 위해서도 반드시 피해야 한다.

간식과 술은 삼가고 규칙적인 적당한 운동을 하는 것이 좋다.

호르몬은 감정과 밀접한 관련이 있고, 수분과 단백질의 영향을 많이 받기 때문에 좋은 단백질과 수분공급을 잘 해줘야 한다. 또한 감정조절을 잘 하는 노력이 필요하다.

149

어떤 호르몬이 젊음을 유지하는 호르몬인가?

DHEA는 부신피질에서 콜레스테롤을 원료로 만들어진다.

DHEA의 혈중 농도는 25세 전후에 가장 높고, 40대로 접어들면서 절반으로 감소하게 되는데, 건강하게 사는 고령자는 혈중 DHEA가 높은 것으로 나타난다.

요즘은 DHEA를 건강보조제로 보충하기도 한다.

● 성장 호르몬은 젊음을 유지하는 데 꼭 필요한 호르몬이지만, 사춘기를 정점으로 분비량이 줄어든다.

발육과 상처를 치유하는 데 없어서는 안 되는 호르몬인데, 이 호르몬은 밤에 잘 때 가장 많이 분비된다.

그 양이 하루 분비량의 80%나 된다. 잠을 푹 자는 것이 성장 호르몬을 유지하는 비결이다.

술을 많이 마시거나 자기 전에 탄수화물을 많이 섭취하면 성장 호르몬의 분비가 억제되므로 야식이나 음주는 멀리하는 것이 좋다.

● 멜라토닌 - 멜라토닌은 뇌의 중심에 있는 송과체에서 만들어지는 호르몬이다.

오랫동안 비밀에 싸여 있다가 최근 수면유도작용과 항산화작용을 한다는 것이 밝혀졌다.

멜라토닌의 분비가 감소하면 성장 호르몬도 줄어들어 결국 노화 현상을 재촉하게 된다.

잘못된 건강상식으로 오히려 노화를 부추기는 경우도 있는 것 같은데, 특히 여성들이 철분을 많이 섭취하는데, 여성들의 철분 섭취는 노화에 어떤 영향을 미칠까?

대부분 철분을 섭취하는 것이 몸에 좋다고 생각한다.

특히 여성은 생리나 출산으로 혈액 손실이 많기 때문에 남성보다 빈혈이 생기기 쉽다. 그러나 남성이나 폐경 후의 여성에게는 이러한 상식이 맞지 않다.

노화의 원인 중 하나는 몸이 산화하는 것이다.

철은 산화하기 쉬운 유기물이기 때문에 몸속에 철분이 필요 이상 축적될 경우 산화하기 쉬운 환경이 된다.

이러한 문제를 예방하기 위해서는 간이나 붉은 살코기, 생선을 지나치게 많이 먹지 않는 것이 좋다.

철분의 과다섭취가 오히려 몸에 나쁠 수도 있다는 사실을 잊지 말아야 한다.

젊고 건강하게 장수할 수 있도록 개선해야 할 습관은 어떤 것들이 있을까?

습관을 바꿔 몸속부터 겉모습까지 젊어질 수 있다.

건강을 유지하기 위해서는 혈당치가 급격히 올라가지 않고, 서서히 올라가는 식습관으로 바꾸어야 한다.

특히 식사 전에 디저트 같은 단 음식을 먼저 먹는 식습관은 혈당치를 급상승시켜 몸에 큰 부담을 주기 때문에 삼가고, 식이섬유, 단백질, 탄수화물 순서로 식사를 하는 것이 좋다.

식이섬유를 충분히 섭취하여야 하는데, 식이섬유는 식초와 함께 섭취하면 더욱 좋다.

식이섬유는 심장 질환예방과 변비 해소에 효과가 있다.

그리고 아침식사는 가볍게 먹는 것이 좋다.

오전 중에는 과일, 야채 정도로만 가볍게 먹는 식사법도 좋은 방법이라 할 수 있다.

요즘은 다양한 매체를 통해 건강정보를 얻을 수 있어서 오히려 어떤 정보를 믿고 따라야 할지 고민하게 되는데, 어떻게 하는 것이 좋을까?

한때는 건강에 좋다고 생각했던 것이 의학이 발달하면서 몸에 해롭다는 사실이 밝혀져 혼란을 주기도 하고, 반대로 부작용의 우려가 있던 치료법이 개선되는 경우도 있다.

낡은 정보에만 의지하다 보면 충분히 개선할 수 있는 문제도 그대로 방치하게 된다.

안티에이징에 대해서도 항상 최신 정보를 파악하고 자신에게 맞는 방법을 찾는 노력이 중요하다.

　젊음을 유지하고 신체나이를 젊게 유지하기, 어떻게 해야 할까?

　나이가 늘어가는 것은 절대적이지만 같은 나이라도 세월이 비켜간 듯 여전히 활기차고 건강하게 하기 위해서는

　첫째로 몸을 배려하는 것이다.

　큰 병을 앓은 사람은 몸조심을 하기 때문에 건강한 사람보다 오래 산다는 말이 있다. 건강할 때 몸을 배려하는 식습관과 적당한 운동으로 몸을 잘 돌봐야 한다.

　두 번째는 인생을 사는 방식, 마음의 방향성이다.

153

　인생을 즐기는 사람은 스트레스 호르몬도 적게 분비되므로 젊음을 유지하며 장수할 수 있다.

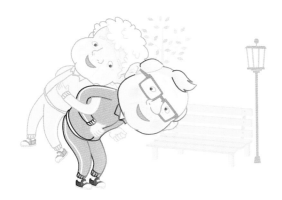

500세 프로젝트 _ 균형(Balance), 해독(Detox) 건강 레시피

Chapter 14

아파야 낫는다(호전반응)

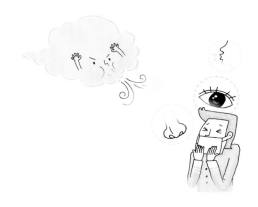

🐾 아파야 낫는다.

통증이 나타나는 것은 우리 몸의 독소를 배출하는 과정에서 반드시 나타나는 과정이다. 독소 배출을 위해서는 통증과 고열을 발생시켜야 한다.

우리 몸은 건강을 유지하려는 자율적인 기능을 가지고 있다.

아파야 낫는다는 것은 통증에 의해 생긴 전류가 병의 원인을 제거하는 데 에너지로 쓰이는 것이다. 이러한 통증의 전류는 병의 원인이 없어질 때까지 발생하며, 병의 원인이 완전히 없어지면 비로소 통증의 전류도 소멸된다.

명현현상이란?

병이 치유되는 과정에서 약을 복용하면서 예기치 못했던 불쾌한 증상이 나타나는 것이다.

명현반응이 나타나지 않으면 병은 치유되지 않는다.

이러한 반응에는 설사, 두통, 구토, 가려움증, 통증, 발열, 발진, 불쾌감 등의 여러 증상이 나타난다.

한의학 문헌 <열명>에서 "만약 약을 먹어 명현현상이 나타나지 않으면 그 병이 낫지 않는다." 라고 하였다.

치유의 위기(Crisis for healing) - 치료를 중도 포기하도록 하는 위기라는 뜻이다. 이 위기(호전반응)를 넘기면 건강한 몸으로 탈바꿈된다.

명현반응 - 이완반응

이완반응은 피로하거나 졸림, 권태감, 나른함, 몸살 등의 증상이 나타난다.

이완반응은 통증 부위의 세포 활성작용과 재생작용으로 세포기능이 촉진되어 활동하기 시작하는 결과이며, 일시적으로 다른 기관, 장기와의 사이에 불균형 상태가 일어났기 때문에 나타나는 반응이다.

지속기간은 보통 1주일 전후해서 멈추는 경우가 많다. 하지만 수주일씩 지속되는 경우도 있다.

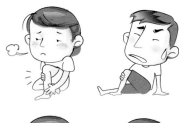

명현반응 - 과민반응

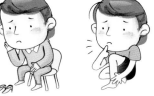
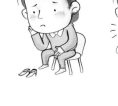

과민반응은 변비, 설사, 발한(땀), 종기, 통증, 부종 등의 증상이 나타나는 것이다.

이 반응은 만성병 환자에게 흔하게 나타나는 반응이고, 만성증에서는 통증은 없으나 급성증의 경우는 통증이 나타나기도 한다.

과민반응이 일어나는 것은 고치기 쉬운 급성증 상태까지 회복된 것으로 생각해도 된다.

만성적으로 문제된 부위에 정상세포의 기능촉진으로 일시적으로 강하게 나타나기 때문에 일어난다. 질병에 의한 면역반응 사이에 생기는 반응인 것이다.

지속기간은 2주 정도 계속될 수 있다.

명현반응 - 배설반응

배설반응은 습진, 부스럼, 두드러기, 피부발진, 여드름, 가려움, 눈꼽, 방귀, 배변 등으로 나타난다.

전형적인 해독 배설작용에 의한 반응이다. 몸 내부의 여러 가지 독소물질이 소변이나 대변, 피부를 통해 배출되는 반응이다.

독소의 배출은 호전반응 기간에만 나타나는 것이 아니라 지속되는 증상으로 소변의 색깔이 진하고 소변의 거품과 냄새가 강하게 나타나는데, 평소보다 많이 나오게 된다.

 명현반응 - 회복반응

회복반응은 위통, 복통, 구토, 발열 등의 증상으로 나타난다.

세포의 재생으로 병소부위가 개선되거나 해독작용으로 인해 순환이 되면서 일어나는 반응이다.

명현반응의 증상과 원인

1) 발열

우리 몸에서 정상 이상의 발열은 세균을 잡기 위해 백혈구가 맞서 싸우거나 독소 노폐물을 제거하기 위해 발생시키는 반응이다.

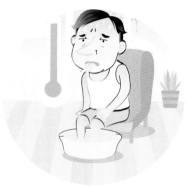

열을 발생시켜야 바이러스, 박테리아가 죽을 수 있고, 독소가 배출된다.

염증, 순환장애, 암 등의 증상이 있는 경우 많이 발생된다.

159

2) 오한

장부의 기능을 회복하는 과정에서 필요한 부위에 혈액이 몰려, 피부나 근육의 혈액량이 줄어들어 체온이 떨어져 오한이 나타나는데 이러한 반응은 점차 회복된다.

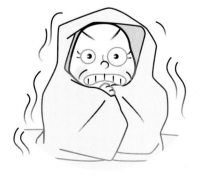

따뜻하게 찜질이나 온열요법을 병행하고 따뜻한 물을 수시로 섭취하는 것이 도움이 된다.

3) 설사, 구토

체내의 독소나 노폐물 등의 이물질을 빨리 제거하기 위한 반응이다. 특히 설사의 경우 장 기능이 좋지 않거나 예민한 경우, 장이 냉

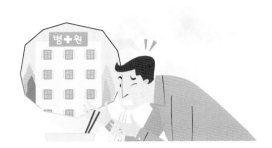

한 사람에게 많이 나타난다. 장의 노폐물, 장내 세균 등을 빠르게 배출하기 위한 반응이다. 소화가 안 되고 속이 더부룩하고 설사가 나타나는 것은 평소 비위기능이 약한 경우이다.

160

4) 두통

산성체질, 고혈압, 암, 신장기능 저하, 수분부족, 소화기능의 저하로 인해 발생된다. 수분보충을 충분히 해주는 것이 좋다.

5) 경련

특정 부위에 이상이 생겨 혈액순환이 제대로 되지 않을 때 혈액을 순환시키는 과정에서 나타날 수 있는 반응이다. 간, 뇌 질환의 경우 많이 발생하는데 따뜻한 물을 충분히 보충해주고 오메가3 섭취도 병행하면 도움이 된다.

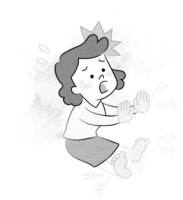

6) 더부룩함

위장기능 저하, 부인과질환 등으로 인해 나타나는 경우가 많다.

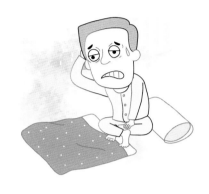

소화흡수 중 발생하는 암모니아 가스로 인해 나타나기도 하는데, 위장기능이 좋지 않은 경우 가스를 배출하기 위해 발생되는 현상이다.

유산균을 섭취하고, 복부를 따뜻하게 해 주는 것이 도움이 된다.

7) 변비증상

체내 수분대사가 정상적으로 일어나는 과정에서 일시적으로 나타나는 현상이다. 장에서 수분흡수 능력이 올라가면서 수분부족 상태가 되어 나타나는 반응이니 충분한 수분섭취가 반드시 필요하다.

8) 피로, 근육통, 나른함

간, 신장기능 저하, 당뇨, 관절염, 암 등의 질환이 있는 경우 몸속 노폐물, 독소가 배출되는 과정에서 나타나는 반응이다. 체내 독소가 배출되면서 이 독소물질이 혈액을 타고 순환시켜 배출시키는 과

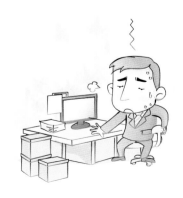

정에서 나타나는 반응이다. 이런 경우 혈액검사를 하면 수치가 올라가게 되니, 미리 인지하고 있어야 한다.

9) 부종

신장기능 저하, 염증, 체지방이 많이 감소하였거나 호르몬 대사 균형의 정상화 과정에서 나타난다.

심장기능에 이상이 있을 경우 대체적으로 얼굴에 부종이 나타나고, 신장기능의 저하는 하체 부종으로, 소화기계기능 저하는 전신부종으로 나타난다.

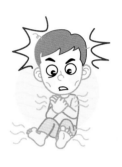

10) 백발과 탈모

머리카락에도 혈관이 올라와 있다. 두피에 있는 세포가 바뀌고 혈액이 정화되는 과정에서 머리카락이 빠지고 흰머리가 올라오게 된다. 이런 증상 이후 건강한 머리털이 돌아나게 된다.

11) 빈혈, 어지럼증

쉽게 코피가 날 수 있고 갈증을 느
끼거나 밤에 꿈을 많이 꾸게 되며, 윗
배에 불편함을 느낄 수 있다.

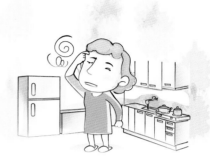

12) 산성체질인 경우

졸리거나 혀끝과 목이 마르고, 잦은
소변과 방귀가 나올 수 있으며, 복부
팽만감, 가려움증, 빈혈, 두통 등의 증상이 나타난다.

13) 간기능 이상

163

구토, 눈꼽이 많이 생기며, 검은 눈동자와 흰자위의 경계가 불분
명해짐, 충혈, 피곤하고 졸림, 발진, 위통, 출혈, 혈변이나 피를 토하
는 증상이 나타나기도 한다.

이 기간 혈액검사를 하면 간 기능 수치는 상승하기 때문에 검사는
나중에 하는 것이 좋다.

14) 만성피로

구토증세가 나타나거나 피부 가려움증, 물집이 생기는 경우가 있고 때로는 배변 시 혈변이 나올 수 있다.

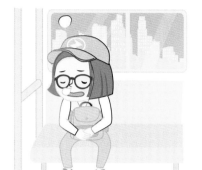

15) 스트레스

잠을 쉽게 잘 수 없고 오히려 흥분되는 듯한 느낌이 나타날 수 있다.

16) 고혈압

머리가 무겁거나 어지러운 상태가 지속될 수 있으며, 무기력증, 어지럼증, 코피, 두통 등의 증상이 나타날 수 있다.

17) 심장질환

가슴이 답답하고, 가슴의 통증, 심박동이 증가한다. 심박동이 증가하면 소변을 자주 보게 된다. 이런 경우 물과 염분의 섭취를 늘리는 것이 도움이 된다.

18) 위장질환

위통, 배가 더부룩하고 가스가 찬다.

구토증상이나 명치가 답답한 증상이 나타
난다. 가슴이 답답하고, 미열이 있고, 음식
을 잘 먹을 수 없다.

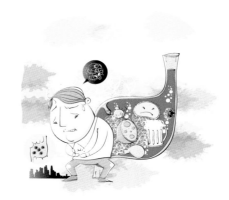

19) 소화기능 이상

명치 끝이 답답해지고, 뜨거워지며 음식
을 먹을 때 통증이 나타나기도 하고, 속이
더부룩하며 구토증상이 나타날 수 있다.

20) 당뇨병

혈당상승, 무력감, 피곤함, 구토, 코피, 갈증, 소변에 거품, 손발부
종이 나타나거나 무기력한 상태가 될 수 있다.

165

21) 호흡기(폐, 기관지)

갈증, 구토, 어지럼증, 발열, 목
이 붓거나 가래가 많이 생기며,
기침이 심하고, 입안이 건조, 우
윳빛 또는 누런 가래가 나올 수
있다.

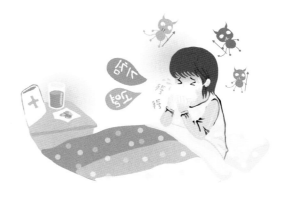

22) 신장기능 저하

하체부종, 두통, 요통, 이명, 정력 저하, 뼈와 관절부위 통증, 생식기부위 가려움증 등의 증상이 나타난다.

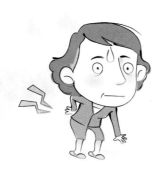

23) 순환계통 이상

손발이 무겁고 어지럼증이나 빈혈증상이 나타난다.

24) 신경계 이상

가슴이 답답하거나 두근거림 증상, 불면증, 조울증, 우울증, 목의 건조 등의 증상이 나타난다.

25) 호르몬계 이상

혓바늘이 돋거나, 혀가 갈라지고, 무기력함, 입주변이 트거나 가슴이 답답한 증상이 나타난다.

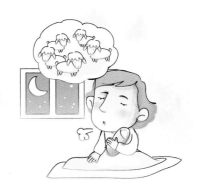

26) 피부 관련

피부가 가렵거나 반점이 생기거나 피부가 뒤집어진다. 알레르기성 피부나 아토피, 산성체질인 경우 더 심하게 나타날 수 있다. 피부에 물집이나 각질, 뾰루지가 생긴다.

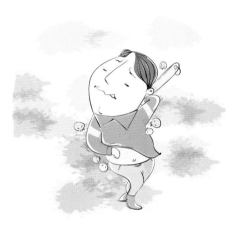

독소를 배출하면서 정화시켜 호전반응의 다리를 건너야 건강해질 수 있다.

환경을 깨끗이 하여 상처와 충격을 해결하려는 것도 중요하지만, 세포를 정화시키지 못하면 상처가 생기고, 이로 인해 질병이 생기는 것이다.

167

삶을 살아가면서 아무런 열매 없이 살아간다면 정말 무의미한 삶이지 않을까? 씨를 뿌리고 가꾸지 않고 좋은 열매를 기대할 수는 없다.

급속하게 변해가는 시대, 앞으로는 인간적인 면을 중시하는 시대이다. 참된 정체성으로 인한 참된 소통이 없으면 불통이 될 수밖에 없다. 건강하게 사는 것에 중요한 한 부분은 인간관계이다. 이 인간관계의 중요한 것이 소통이다. 서로의 자긍심을 올려주고, 생명을 존중해주고 사랑해주는 것이 참된 소통이지 않을까 생각한다.

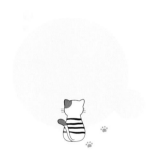

500세 프로젝트 균형(Balance), 해독(Detox) 건강 레시피

Chapter 15
건강은 균형

건강한 인체를 위한 균형과 해독 프로그램
Balance, Detox

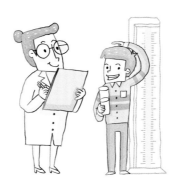

건강기능식품이나 건강식품을 섭취하는 경우 천연인지, 합성인지 정확히 구별하기도 어렵고, 또 합성, 화학성분은 무조건 좋지 않다는 고정관념에 사로잡혀 제품선별이나 선택에 어려움을 겪고 있고, 또 명쾌한 답을 얻기도 힘들다. 인체건강과 면역유지에 도움이 되는 비타민, 미네랄 성분에 대한 것과 기능식품에 첨가된 물질이 어떠한 영향을 미치는지에 대해 정확히 알고 선택하여야 한다. 무조건적인 다량의 섭취는 삼가야 한다.

아무리 좋은 것들도 과잉섭취로 인해 간독성을 일으킬 수 있다는 것을 명심해야 한다.

 인체정화를 위한 해독 - 장 해독이 우선이다.

인체의 면역에서 가장 중요한 부분은 장 면역이다. 평생을 걸쳐서 먹는 먹거리와 이로 인해 장내 미생물들의 불균형으로 인해 수많은 문제가 발생하기 때문에 장내 미생물의 균형을 맞추도록 노력해야한다.

그래서 가장 먼저 장내 독소를 제거하는 것을 가장 우선시해야한다. 장내 독소를 제거하기 위해서 몸속을 정화시키는 해독을 해야 한다.

유산균과 불용성 식이섬유를 섭취하여 장을 정화시켜 깨끗한 환경을 만들게 되면 체온이 상승하면서 면역력을 향상시킬 수 있다.

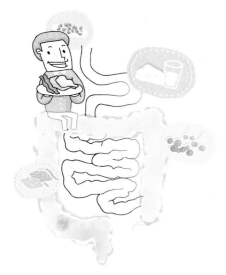

식이섬유를 잘 선택해야 하는데, 숙변이나 변비가 심한 사람은 오히려 식이섬유에 의해 독소가 많이 발생되고, 장 환경이 더 악화되는 경우가 있기 때문이다. 장의 독소 노폐물을 깨끗하게 정화시키는 데는 불용성 멍게식이섬유가 최적의 장 상태를 만들어 내는 데 도움이 된다.

멍게에는 식이섬유뿐만 아니라 건강에 도움이 되는 다양한 성분들도 많이 함유되어 있다.

몸의 산성화를 막기 위한 칼슘

칼슘과 마그네슘 등 미네랄은 몸의 산화를 방지하고 인체의 모든 수축과 이완작용에 관여하며 신경시스템 유지를 위해 반드시 필요한 물질이다. 하지만 칼슘의 중요한 것은 체내 흡수율, 이용률이다.

흡수가 제대로 되지 않는다면 먹지 않음만 못하게 된다. 흡수가 제대로 되지 않는 칼슘의 과잉섭취로 오히려 수많은 문제가 발생하기 때문에 잘 선택하여 섭취해야 한다.

이온화되어 있는 칼슘은 체내 전기전도와 신경전도를 정상적으로 작동시킬 수 있지만, 이온화되지 않는 칼슘은 쓰레기 칼슘이다.

칼슘의 원료도 꼼꼼히 따져봐야 한다. 칼슘은 바위, 대리석, 석회석 등의 원료를 사용하기도 한다. 이러한 저급칼슘도 천연이다. 그래서 무조건 천연인지 아닌지에 대해서만 초점을 맞출 것이 아니라 원료가 어떤 것인지를 봐야 한다.

산호를 원료로 해서 물에 녹는 이온화 칼슘을 선택해야 한다.

171

 생명의 핵심 - 혈액

생명의 핵심은 혈액이다. 이 혈액이 얼마나 깨끗하고 순환이 잘되는지에 따라 건강이 좌우된다.

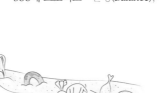

전체 12만km가 되는 혈관에 깨끗하고 영양분이 많이 함유된 혈액이 잘 순환이 되는지, 아닌지에 따라 많은 문제가 발생되기 때문이다.

혈관을 확장시키고 혈액순환을 잘 되게 하는 것이 중요하다.

콜레스테롤 균형을 맞춰주고 면역반응 강화, 혈관확장 및 혈관강화, 독소제거, 활성산소에 의한 신체손상 방어, 호모시스테인/CRP 수치 감소, 심장질환 예방, 심장병 개선에 효과적인 성분을 섭취함으로써 심장질환의 전반적인 문제의 예방과 치유가 되도록 해야 한다.

앞에서 말한 바와 같이 모세혈관까지 혈액순환이 잘 되도록 하면 체온이 상승하고, 체온이 상승하면 면역력은 향상된다.

바이러스, 박테리아 등으로 인한 감염성 질환은 면역력 향상을 위한 자연치유력의 회복이 가장 중요하다.

🥜 경피독을 없애야 한다.

몸속 내장에 쌓인 독소보다 피부표층에 쌓인 경피독을 없애는 것에도 관심을 기울여야 한다. 내장에 쌓인 독소는 빨리 배출시킬 수 있지만, 외부환경의 문제로 피부에 많은 오염물질이나 화학물질의 접촉으로 인해 생기는 경피독소는 제거하기가 쉽지 않다.

피부는 우리 인체의 최전방 방어시스템이다. 그래서 경피에 독소를 깨끗이 배출시킬 수 있도록 해야 한다.

 균형과 해독을 위한 건강행복 프로젝트

균형과 해독을 위해 7~10일의 해독여행을 추천한다. 영양분을 흡수하는 소장 내의 상피세포가 바뀌는 기간이 7일 정도 걸리기 때문에 이 기간 동안 해독을 하여 이후 최적의 기능을 할 수 있도록 하기 위함이다.

균형(Balance)과 해독(Detox)을 위한 건강행복 프로젝트(BDA Project)

- 1 ~ 3일 : 유산균, 불용성 식이섬유, 비타민, 미네랄(칼슘) 섭취, 생수 500cc에 용융소금 3g씩 타서 수시로 섭취
  (가능한 외부음식 차단) 하루 물 섭취량 2~3리터 정도
- 4 ~ 7일
  아침, 저녁 : 유산균, 불용성 식이섬유, 비타민, 미네랄 섭취, 생수 500cc에 용융소금 3g씩 타서 수시로 섭취

점심 : 간단한 야채식 위주의 식사(효소가 파괴되지 않도록 고온에 가열하지 말 것, 두부 야채 견과류(땅콩제외)).

- 8 ~ 10일

  아침, 저녁 : 유산균, 불용성 식이섬유, 비타민, 미네랄 섭취

  점심, 저녁 : 간단한 야채 위주의 식사

- 4일차 식사할 때도 식사 전에 유산균, 식이섬유, 비타민, 미네랄 섭취

상황에 따라 순서를 바꿔서 해도 무방하다.
- 하루 3끼 모두 음식을 섭취하면 독소 배출 70%
- 하루 2끼 식사 : 독소배출 100%
- 하루 1끼 식사 : 독소배출 120%

균형과 해독 프로그램으로 항노화, 장수유전자 스위치를 켜서 건강하고 행복한 삶을 영위하길 바란다.

습관에 따른 행동

습관은 오랫동안 시행착오를 거쳐 만들어지는 일정한 행동패턴이다.

습관을 따라 움직이는 가장 큰 이유는 우리 몸이 '에너지 효율성'을 높이기 위한 것이다.

습관인 행동이나 생각 패턴은 한 번 형성되면 변화시키기가 쉽지 않다. 뇌 신경세포와 근육 신경세포가 과거의 습관을 지속적으로 유지하려는 경향이 있기 때문이다.

　이미 형성된 습관에 합하지 않은 행동이나 생각이 발생되면 자동 정정기능(ERN, Error-Related Negativity) 뇌파가 작동하여 불쾌감이나 거부감을 느끼게 만들어 과거의 습관 패턴으로 돌아가야 편안해짐을 느끼게 된다. 그러므로 스스로를 변화시키기 위해서는 과거의 잠재의식을 버리고 과거에 끌리지 말고 현재의식에 집중하여 절제하고 이겨내서 습관을 바꾸기 위해 최선의 노력을 해야 모든 것이 변화될 수 있다.

　삶의 변화, 건강의 변화를 위해 생각을 바꾸고 행동을 바꾸고 습관을 바꿔 스스로 삶을 잘 조절해나가는 승리하는 삶을 살아가길 바란다.

175

참고문헌

- 김동하 : 보완대체의학개론, 한올출판사.
- 김동하 : 신비로운 인체 건강의 답은 효소에 있다. 한올출판사.
- 닥터더블유 www.doctorw.co.kr
- 마이클 로이젠, 메멧 오즈 : 새로 만든 내몸 사용설명서, 김영사.
- 박경호 : 내몸 안의 독 생활습관으로 해독하기, 길벗.
- 시라사와 다쿠지 : 아디포넥틴으로 건강 장수하는 법, 북플러스.
- 아보 도오루 : 면역학입문, 아이프렌드.
- 아사하라 유미 : 혈류가 좋으면 왜 건강해지는가, 삼호미디어.
- 아쿠타 사토시 : 게놈시대를 위한 유전자와 DNA의 최첨단, 월드사이언스.
- 에이미 커디 : 프레즌스, 알에이치코리아.
- 윤태호 : 소금 오해를 풀면 건강이 보인다, 행복나무.
- 이노우에 요시야스 : 건강의 배신, 돌베개.
- 이시하라 유미 : 하루 한 끼 공복의 힘, 이아소.
- 정윤섭 : 몸속대청소, 라온북.
- 제임스 D 왓슨. 앤드류 베리 : DNA 생명의 비밀, 까치글방.
- 한국생리학교수협의회 : 생리학, 정담미디어.
- 한국식품안전연구원 www.kfsri.or.kr
- drug.mfds.go.kr
- https://ko.lifehealthdoctor.com
- https://ko.lifehealthdoctor.com

참고문헌

- https://ko.wikipedia.org
- https://korean.mercola.com
- https://steptohealth.co.kr
- https://www.monsterzym.com
- www.clarins.co.kr
- www.kbccc.org
- www.lifeextension.com

저자약력 _____

김동하

- 한의학, 보건학 박사
- 국제통합의학박람회 조직위원
- 국제통합의학회 학술위원장
- 국제통합의학인증협회장
- KBS남도투데이 건강상식바로잡기 출연
- 신바이오생명과학연구소 수석연구원

안태현

- (재)순창발효미생물진흥원과 바이오관련 제품 연구개발

균형(Balance), 해독(Detox) 건강 레시피

500세 프로젝트

초판 1쇄 인쇄 | 2020년 3월 25일
초판 1쇄 발행 | 2020년 3월 30일
지은이 | 김동하·안태현
발행인 | 임순재　　**발행처** | (주)한올출판사
등록번호 | 제11-403호
주소 | 서울시 마포구 모래내로 83(성산동 한올빌딩 3층)
전화 | 02-376-4298(대표)　　**팩스** | 02-302-8073
홈페이지 | www.hanol.co.kr
e-메일 | hanol@hanol.co.kr
캘리그라피 | 임혜진
디자인 | 한도결

ISBN　979-11-5685-887-4